DE LA

TRACHÉOTOMIE

DANS LE CAS DE CROUP

CONSIDÉRATIONS PRATIQUES

PAR

A. POUQUET

DOCTEUR EN MÉDECINE DE LA FACULTÉ DE PARIS

Ancien interne de l'hôpital Sainte-Eugénie

(Service de M. le Dr Barthez.)

PARIS

ADRIEN DELAHAYE, LIBRAIRE-ÉDITEUR

PLACE DE L'ÉCOLE-DE-MÉDECINE

1863

DE

LA TRACHÉOTOMIE

DANS LE CAS DE CROUP

(CONSIDÉRATIONS PRATIQUES)

Paris. — A. Parent, imprimeur de la Faculté de Médecine, rue Monsieur-le-Prince, 31.

DE LA

TRACHÉOTOMIE

DANS LE CAS DE CROUP

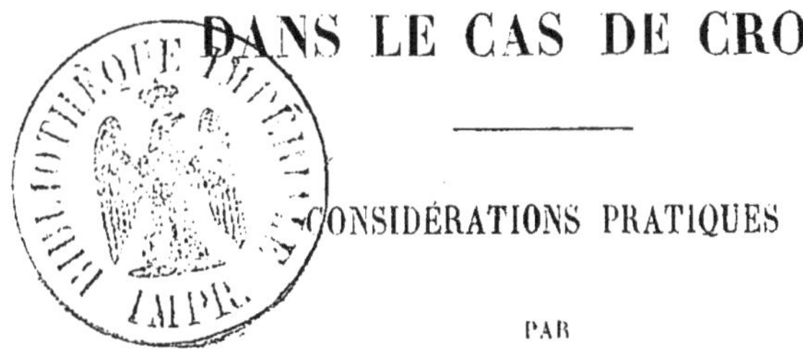

CONSIDÉRATIONS PRATIQUES

PAR

A. POUQUET

DOCTEUR EN MÉDECINE DE LA FACULTÉ DE PARIS

Ancien interne de l'hôpital Sainte-Eugénie

(Service de M. le Dr Barthez).

PARIS

ADRIEN DELAHAYE, LIBRAIRE-ÉDITEUR

PLACE DE L'ÉCOLE-DE-MÉDECINE, 23

1863

CONSIDÉRATIONS PRATIQUES

SUR

LA TRACHÉOTOMIE

DANS LE CAS DE CROUP

Ce n'est pas sans crainte que je me décide à soumettre à mes juges et à mes collègues des hôpitaux ces considérations sur le traitement chirurgical du croup : on ne peut que glaner dans les champs parcourus par des maîtres habiles ; mais n'est-ce pas un devoir de choisir un rôle modeste quand on espère, par ce moyen, atteindre un but utile ?

Des travaux nombreux et importants ont été publiés sur la diphthérie dans ces dernières années; les thèses de MM. Letixerand, André, Millard, Pératé, Créqui, Garnier, Blondet, Duhomme, Collin, Paris, Bricheteau, ont été successivement et à de courts intervalles soutenues à la Faculté, à une époque où il était très-nécessaire d'éclairer les esprits un moment ébranlés par les luttes passionnées de l'Académie. La thèse du Dr Millard mérite une mention spéciale; c'est la plus complète qui ait paru sur la trachéotomie; elle renferme des observations très-intéressantes, dont quelques détails m'ont vivement frappé; j'aurai souvent l'occasion de citer ce remarquable travail. Je ferai aussi de larges emprunts à la lettre adressée par mon excellent maître M. Barthez au Dr Rilliet, quand je discuterai la grave question du moment que l'on doit choisir pour pratiquer la trachéotomie (1). Qu'il me soit permis de dire ici avec quel bonheur j'ai lu et relu ces pages tracées dans un esprit si éminemment pratique, avec une simplicité admirable, et qui contiennent les plus précieuses instructions. Je les recommande d'une manière toute spéciale aux méditations de quelques médecins qui se laissent séduire trop aisément par de belles théories ou par des statistiques peu sérieuses. Mais ce n'est pas le moment de parler des statistiques; je montrerai plus tard ce qu'il faut en penser.

Pendant le séjour que j'ai fait à l'hôpital Saint-Louis et à l'hôpital Lariboisière, j'ai recueilli un certain nombre d'observations intéressantes, de cas rares et curieux que je me proposais de réunir dans une thèse inaugurale, à l'exemple de quelques-uns de mes collègues. Je m'étais bien promis surtout de ne pas ajouter à tant d'autres un nouveau tra-

---

(1) *Des résultats comparés, du traitement du croup par la trachéotomie et par les moyens médicaux.* Victor Masson, 1859.

vail sur tel ou tel point de la diphthérie. Chose étrange! je remplissais les fonctions d'interne à l'hôpital Sainte-Eugénie depuis un mois à peine et mes promesses étaient oubliées, mes résolutions absolument changées! Plusieurs fois déjà, à cette époque, j'avais tenu dans ma main tremblante l'instrument qui rend souvent la vie et quelquefois donne la mort; j'avais été témoin d'accidents déplorables; moi-même j'avais commis des erreurs fâcheuses et je m'étais trouvé aux prises avec des difficultés considérables, toujours imprévues; et souvent, le danger passé, j'étais resté sous le poids d'une cruelle inquiétude, cherchant partout, sans la trouver, une réponse à cette question : *Dans ce cas, que devait-on faire?* — Ces émotions pénibles, que je n'oublierai jamais et qui ont été toujours partagées par mes collègues, ont, en quelque sorte, forcé ma volonté; j'ai compris que c'était un devoir de se mettre sérieusement à l'étude pour mieux connaître et apprécier les trop nombreux détails opératoires dont se compose la trachéotomie.

J'ai donc consulté les auteurs, interrogé nos maîtres; les uns et les autres ne nous ont rien appris, sinon que chaque année, à l'hôpital Sainte-Eugénie comme à l'hôpital des Enfants, la trachéotomie faisait des victimes. M. Millard, avec une sincérité qui l'honore, a publié les faits malheureux dont il a été tantôt et très-rarement l'auteur, tantôt et souvent le témoin. L'année suivante, dans sa lettre au Dr Rilliet, M. Barthez a parlé aussi de quelques cas où la mort devait être imputée à l'opérateur (j'aimerais mieux dire à l'opération). Je m'étonne que ces nobles exemples n'aient pas trouvé plus d'imitateurs. Les fautes et les revers instruisent mieux que les brillants succès ; pourquoi donc cacher les uns quand on publie si volontiers les autres ? On se rend ainsi coupable des erreurs que commettront ensuite par ignorance des jeunes confrères qu'on aurait dû éclairer. Qu'on laisse dans l'ombre les cas vraiment rares où une faute grossière a été commise, quand il ne peut y avoir aucune utilité à les faire connaître ; qu'on couvre aussi d'un vêtement d'emprunt, rien n'est plus légitime, les revers de la pratique civile ; mais qu'on n'hésite pas à produire au grand jour les faits qui se passent dans les hôpitaux et qui ont toujours, quoi qu'on fasse, des témoins instruits et souvent indiscrets. — J'affirme qu'on nous eût rendu un grand service, à nous et à nos petits malades, si l'on nous eût mis sous les yeux l'histoire détaillée des enfants chez lesquels la trachéotomie a paru occasionner la mort ; notre apprentissage eût été certainement moins long et moins pénible. En définitive, quoi de plus facile à un opérateur de raconter simplement les difficultés qu'il a pu rencontrer et d'en chercher ensuite dans l'examen cadavérique la cause la plus probable. Personne, que je sache, n'a étudié la trachéotomie à ce point de vue ; mes observations personnelles sont malheureusement en très-petit nombre, et je me garderai bien d'en tirer des conclusions absolues. Mais j'espère que mes collègues dans les hôpitaux feront mieux que moi si la diphthérie continue à exercer ses terribles ravages parmi les enfants de Paris. Je n'ai pas d'autre prétention, dans ce travail, que d'indiquer une voie à suivre et une lacune à combler.

En résumé, les livres classiques nous induisent en erreur quand ils nous représentent la trachéotomie comme une opération facile dans le plus grand nombre des cas ; l'assertion contraire serait, je crois, moins éloignée de la vérité. Il est bien entendu que je parle de l'opération telle que les auteurs l'indiquent et telle qu'on la pratique habituellement ; car, d'après ce que j'ai observé, les difficultés sont moins dans la nature des choses que dans les moyens employés. Ce n'est pas sans motifs que tant de chirurgiens repoussent la trachéotomie ou ne la pratiquent qu'avec répugnance ; elle ne ressemble, en effet, à aucune autre opération chirurgicale, et il ne suffit pas de bien tenir et de diriger habilement un bistouri pour éviter les graves accidents ; les succès sont rares en comparaison des revers ; ce traitement est sans action sur la maladie générale ; enfin, il n'y a pas de circonstances où l'on soit aussi exposé à voir le malade mourir sous le couteau. Ces cas, sans doute, sont exceptionnels ; mais comment n'en pas tenir compte ? La période de la maladie, l'âge de l'opéré, le talent de l'opérateur, toutes conditions fort importantes, ne permettent pas une sécurité absolue. La prudence oblige donc à faire toujours des réserves, et si quelque médecin trop confiant se croyait à l'abri de tout accident de cette nature, je lui rappellerais volontiers la sévère leçon que reçut un jour tel de ses confrères après avoir déclaré publiquement qu'il ne redoutait pas l'emploi du chloroforme, parce qu'il ne confiait le pouls à personne et qu'il surveillait lui-même la respiration.

C'est à la clinique de M. le professeur Velpeau que j'ai vu pour la première fois couler le sang sous l'action d'une main secourable ; il s'agissait justement d'un pauvre enfant atteint de croup. L'émotion et une complète ignorance m'empêchèrent de suivre les détails opératoires ; mais ce dont je me souviens, c'est qu'au bout de quelques minutes, le malade, privé de vie, fut emporté par les internes du service. On n'oserait mettre en doute l'habileté de M. Velpeau dans cette circonstance ; mais si l'opérateur eût été un jeune élève, qu'eût-on pensé du résultat ? Dans presque tous les hôpitaux, on raconte des histoires semblables, que chaque génération transmet fidèlement à la génération suivante ; mais je passe volontiers sous silence des faits dont l'authenticité serait peut-être contestable.

Je termine ces préliminaires en affirmant que je pourrais, au besoin, ajouter d'autres exemples non moins probants à celui dont j'ai été témoin à l'hôpital de la Charité. Je sais qu'une mort immédiate ou rapide fut le triste résultat des deux premières trachéotomies pratiquées à l'hôpital Sainte-Eugénie; le mérite des opérateurs ne saurait être contesté. Chaque année les mêmes accidents se reproduisent et pourtant aucun progrès ne se réalise, ainsi que le prouvent les observations que je me propose de publier. Les choses ne se passent pas mieux à l'hôpital des Enfants ; il suffit, pour s'en convaincre, de lire la thèse de M. Millard.

Je regrette que le temps ne me permette pas de mettre à profit, dans cette thèse, les riches matériaux que m'a confiés M. Barthez. J'ai en ma possession depuis trois ans 462 observations de diphthérie recueillies, depuis l'année 1854 jusqu'à l'année 1861, dans les salles et sous les yeux de mon excellent maître, à l'hôpital Sainte-Eugénie; je les ai résumées toutes sous forme de tableaux. Le chiffre des trachéotomies pratiquées s'élève à 214, et quelquefois les internes qui m'ont précédé dans le service ont eu l'heureuse pensée de consacrer quelques lignes intéressantes au manuel opératoire dans les cas difficiles où ils avaient été tantôt acteurs, tantôt simples témoins. J'ai l'intention de reproduire quelques-uns des détails utiles que ces observations renferment en m'attachant surtout à mettre en évidence les mauvais résultats de certaines pratiques généralement adoptées et qui ont eu trop souvent, dans mes propres mains ou sous mes yeux, des conséquences fâcheuses.

Trois questions principales dominent l'histoire de la trachéotomie considérée au point de vue du croup seulement.

1° Dans quel cas faut-il opérer et dans quel cas doit-on s'abstenir?

2° A quel moment de la maladie faut-il recourir au traitement chirurgical?

3° Enfin, comment doit-on opérer? en d'autres termes : quels sont les moyens les plus convenables pour arriver au but qu'on se propose dans cette opération?

C'est à cette dernière question que j'aurais voulu consacrer tout mon temps; mais comment passer sous silence les deux premières dans un travail portant ce titre: *Considérations pratiques sur la trachéotomie dans le cas de croup?*

I.

Je n'hésite pas à dire que, si un obstacle mécanique empêche le passage de l'air dans le larynx, il n'y a d'autre contre-indication absolue à la trachéotomie que l'existence bien constatée d'une maladie aiguë ou chronique, prochainement et presque nécessairement mortelle. C'est l'opinion émise, il y a déjà dix ans, par MM. Rilliet et Barthez; les faits dont j'ai été témoin, les nombreuses observations que j'ai parcourues, m'ont fait adopter, sans aucune restriction, cette manière de voir. Il ne s'agit plus maintenant, qu'on le remarque bien, de travailler pour l'avenir en prenant en main, au préjudice de nos malades, les intérêts d'une opération méconnue ou injustement attaquée. Des maîtres pleins d'ardeur et de talent se sont dévoués à cette pénible tâche et l'ont accomplie avec bonheur. Grâce à leurs efforts généreux, la trachéotomie est entrée dans nos mœurs médicales et a rendu déjà la vie à plusieurs centaines d'enfants; vainement quelques voix injustes s'élèveront encore, personne ne sera entraîné, et l'opération étendra toujours ses conquêtes. On peut donc aujourd'hui ne tenir compte que de l'intérêt actuel du malade; c'est un devoir de chercher, à ce point de vue, quel arrêt il faut porter, car la question est grave, et, dans aucun cas, la responsabilité du médecin ne peut être mise à une épreuve plus sérieuse.

Un enfant âgé de 2 ans au moins est affecté de croup; la maladie n'a d'autre manifestation locale que le développement d'une fausse membrane sur la muqueuse laryngée, l'état général est bon... Enfin on a affaire à cette forme de la diphthérie qu'on a dénommée avec juste raison croup asphyxique, pour indiquer que le fait capital est l'obstacle au passage de l'air dans le larynx; dans ce cas l'indication est évidente et tout le monde est d'accord, quand la coloration bleue de la face, la contraction violente de la poitrine, l'absence du bruit respiratoire à l'auscultation, font craindre un danger prochain. Il faut rendre au malade l'air qui lui manque et qu'il cherche en vain dans de pénibles efforts; le seul moyen, c'est d'ouvrir le conduit aérien au-dessous de l'obstacle, ou, en d'autres termes, de pratiquer une opération de trachéotomie. Je ne parle pas du tubage dont l'expérience a si promptement fait justice.

Voici, au contraire, un petit malade chétif, de 15 à 18 mois, chez lequel on observe les symptômes suivants : teint gris plombé de la face; écoulement nasal abondant avec fausses membranes sur la pituitaire; gonflement considérable du tissu cellulaire et des ganglions du cou; amygdales, piliers et pharynx recouverts de fausses membranes d'une odeur infecte, molles, noirâtres, mélangées de sang.....; en même temps la voix est altérée ou aphone, le sifflement laryngé manifeste; l'air pénètre encore dans la poitrine mais d'une manière incomplète, et le murmure vésiculaire s'entend fort mal; l'agitation est nulle ou modérée, l'abattement domine. Ici, qui voudrait opérer?

On n'est guère plus embarrassé en présence de certains croups secondaires. La diphthérie vient en effet quelquefois compliquer les fièvres éruptives, la pneumonie, la broncho-pneumonie, dans les hôpitaux d'enfants. Plusieurs cas de ce genre se sont présentés en 1860 à l'hôpital Sainte-Eugénie et, le plus souvent, la gravité de la maladie antérieure ne permettait pas d'espérer le moindre profit de la trachéotomie. Les tuberculeux surtout m'ont paru prédisposés à la contagion; personne ne songeait à les opérer lors même que les fausses membranes semblaient limitées au larynx, car presque toujours on voyait mourir quelques heures après la trachéotomie les enfants apportés tard à l'hôpital et chez lesquels la tuberculisation pulmonaire n'avait pu être reconnue qu'à l'amphithéâtre.

Ainsi, en deux mots : opérer quand l'asphyxie par obstacle mécanique au larynx paraît exister seule ou dominer la scène; s'abstenir de toute opération quand l'empoisonnement diphthérique se manifeste, en dehors des phénomènes d'asphyxie, par des signes nombreux et menaçants; s'abstenir encore si la diphthérie coexiste avec une autre maladie prochainement et presque nécessairement mortelle : telles sont les règles de pratique presque élémentaires qu'on peut poser hardiment et auxquelles tout le monde doit se rallier.

Ces cas extrêmes ne sont pas rares, mais les intermédiaires sont incomparablement plus nombreux. C'est alors que les divergences se produisent et que la plus grave des décisions est livrée à l'appréciation personnelle. S'il est encore permis de poser quelques principes, je dirai qu'il faut, avant tout, tenir compte de l'état général et n'attacher qu'une importance secondaire aux signes locaux pris isolément. C'est quelquefois un coryza couenneux qui arrête la main du chirurgien, d'autres fois c'est la tuméfaction du cou; et si les deux symptômes sont réunis, l'abstension rallie le plus grand nombre des suffrages. Il est vrai que ces conditions sont mauvaises et les chances de succès bien faibles; mais qui pourrait déclarer la guérison impossible et qui ne sait, au contraire, qu'une véritable résurrection a été quelquefois obtenue dans des circonstances moins favorables peut-être? Alors, pourquoi priver l'enfant d'un dernier espoir de salut?

Il ne faut jamais négliger l'auscultation de la poitrine qui fournit habituellement, dans ces circonstances, des renseignements précieux ; c'est le plus sûr moyen de distinguer la part que l'on doit faire à l'asphyxie de celle qui revient à l'empoisonnement diphthérique, distinction presque impossible quand on s'en tient uniquement aux signes extérieurs. Que d'erreurs redressées alors par l'examen cadavérique! Sans doute l'embarras peut être grand et l'hésitation légitime; cependant, si l'on supposait, comme on devrait toujours le faire, que le malade fût un frère, un fils...., ne voit-on pas que cette simple considération dissiperait les doutes et mettrait fin à l'incertitude? C'est à ce point de vue qu'il faut se placer; la vie d'un enfant est en question, et il ne s'agit pas de se préparer des statistiques favorables.

La statistique!... Tout à l'heure, en prononçant ce mot, j'ai dû montrer quel était mon sentiment sur la valeur des quantités, argument décisif, juge infaillible et souverain de toutes les questions qui s'agitent! Au risque d'être taxé d'exagération, j'affirme que les chiffres perdent toute signification quand on voit l'abus qu'on en fait ou qu'on en peut faire. Je vais prendre des exemples qui se rattachent directement à mon sujet. On parle de croups simples, de croups infectieux, de deuxième ou de troisième période, on trace des limites fort nettes, et, chose étrange, on s'entend si peu sur les périodes du croup et les formes de la diphthérie, que tel auteur publie sous ce titre : *Croup infectieux opéré à la seconde période, mort*, une observation exactement semblable à celle qu'on lit ailleurs sous cette autre indication : *Croup simple, trachéotomie à la troisième période; guérison!* Ce n'est pas là une vaine hypothèse, un jeu de l'imagination; j'expose des faits réels qui frappent vivement l'esprit, quand on est obligé soi-même de faire des additions (car quelquefois il faut en faire!). D'ailleurs la bonne foi étant hors de cause, on peut s'entendre aisément, mais à la condition de ne pas s'exprimer en chiffres.

J'extrais de mes tableaux, où près de cinq cents observations sont résumées, quelques résultats bruts, sans prendre le soin de les mettre en ordre. Ce travail a été fait en partie par mon savant maître (1), et je me propose de le compléter plus tard.

ANNÉE 1854 (2).

DIPHTHÉRIE : 16 cas.—Primitive, 7. Secondaire, 5 (tous morts). Forme douteuse ou ignorée, 4.

TRACHÉOTOMIE : 5 cas. — Morts, 4. Guéri, 1.

4 croups guéris par le traitement médical.

ANNÉE 1855.

DIPHTHÉRIE : 30 cas. — Primitive, 13. Secondaire, 14. (Tous morts.) Forme ignorée, 3.

TRACHÉOTOMIE : 7 cas. — Morts, 5. Guéris, 2.

2 croups guéris par le traitement médical.— Fréquence des croups secondaires, à marche ascendante, caractérisés par une asphyxie lente, sans accès de suffocation.

ANNÉE 1856.

DIPHTHÉRIE : 32 cas.—Primitive, 22. Secondaire, 9 cas. Forme ignorée, 1.

TRACHÉOTOMIE : 15 cas. —Morts, 12 (3). Guéris, 3.

1 croup guéri par le traitement médical.

ANNÉE 1857.

DIPHTHÉRIE : 50 cas. — Primitive, 36. Secondaire, 6. Forme douteuse ou ignorée, 8.

---

(1) Lettre à M. le Dr Rilliet.

(2) L'hôpital Sainte-Eugénie a été ouvert au mois d'avril ; les observations ont été incomplétement recueillies.

(3) Plusieurs cas de mort peuvent être attribués à l'opération.

7 croups au moins guéris par le traitement médical.

TRACHÉOTOMIE : 23 cas. — Morts, 21. Guéris, 2.

ANNÉE 1858.

DIPHTHÉRIE : 115 cas. — Primitive, 87. Secondaire, 11. Forme douteuse ou ignorée, 17.

TRACHÉOTOMIE : 70 cas. —Morts, 57. Guéris, 11. Cas incertains, 2.

4 croups au moins guéris par le traitement médical. — 5 fois au moins l'opération a été faite trop tard. — Mauvais effets du tubage.

ANNÉE 1859.

DIPHTHÉRIE : 134 cas. — Primitive, 90. Secondaire, 26. Forme douteuse ou ignorée, 18.

TRACHÉOTOMIE : 66 cas. —Morts, 56. Guéris, 8. Cas incertains, 2 (1).

8 croups guéris par le traitement médical. — 3 fois au moins la trachéotomie a été pratiquée trop tard.—Fréquence des lésions pulmonaires graves qu'on n'a pu reconnaître qu'après l'opération, quelquefois même après la mort.

ANNÉE 1860.

DIPHTHÉRIE : 85 cas. — Primitive, 49. Secondaire, 25 (une seule guérison !). Forme douteuse ou ignorée, 11.

TRACHÉOTOMIE : 29 cas. — Morts, 21. Guéris, 5. Cas incertains, 3.

4 croups au moins guéris par le traitement médical.
2 fois au moins, la trachéotomie a été faite trop tard.
1 fois la temporisation a été fatale à l'enfant.
5 fois la mort peut être imputée à la trachéotomie.

---

(1) Je n'ai pas cru devoir compter parmi les succès un malade de 7 ans qui a succombé à une paralysie générale ; la plaie était pourtant complétement cicatrisée depuis plusieurs jours, ce qui autorisait mon collègue le Dr Garnier à inscrire l'enfant au nombre des malades guéris par la trachéotomie.

Je répète que le temps ne m'a pas permis de compléter ces relevés et que je me fusse dispensé de les publier si je n'eusse pas trouvé nécessaire de montrer la part qu'on doit faire aux cas incertains, lors même qu'on est témoin des faits. J'ajoute que je n'ai pas su résister au plaisir de mettre des chiffres en contradiction avec des chiffres afin de diminuer un peu l'importance qu'on leur accorde.

J'ai sous les yeux la deuxième édition d'un bon mémoire (1) publié récemment par un de mes amis et dans lequel j'ai trouvé au milieu de considérations ingénieuses et justes une statistique complète de la trachéotomie, à l'hôpital Sainte-Eugénie, depuis l'année 1854 jusqu'au 15 août 1861. Les résultats relevés sur les documents officiels de l'administration sont opposés aux résultats obtenus à l'hôpital des Enfants et relevés aussi, je suppose, sur les mêmes documents officiels. Ici la proportion des succès est de 1 sur 4; là elle s'abaisse à 1 sur 6,8, différence considérable qui fait vraiment regretter que l'hôpital Sainte-Eugénie soit ouvert aux enfants atteints du croup. MM. Fischer et Bricheteau, dans leur indulgence, se demandent si la maladie n'a pas plus de malignité dans les faubourgs populeux qui entourent Sainte-Eugénie, si les médecins de cet hôpital n'ont pas trop de con-

---

(1) *Traitement du croup*, par P. Fischer et F. Bricheteau, internes à l'hôpital des Enfants. Mémoire couronné par la Société impériale des sciences, de l'agriculture et des arts de Lille au concours de 1861. Chez Adrien Delahaye.

fiance dans le traitement médical et n'attendent pas trop tard pour opérer; d'ailleurs ils posent ces questions sans les résoudre, ce qui est toujours plus commode.

J'ignore, pour mon compte, si à l'hôpital Sainte-Eugénie et aux environs le croup est plus malin qu'ailleurs; mais ce que je sais, c'est que depuis quatre ans M. Barthez a donné l'explication des résultats dont on s'étonne. Je regrette vivement que MM. Fischer et Bricheteau n'aient pas consulté ce mémoire dont j'ai parlé plusieurs fois; ils auraient appris que la confiance des médecins de Sainte-Eugénie dans le traitement médical est assez légitime, puisque les succès ne sont pas rares et que dans le courant d'une seule année on en a obtenu au moins sept, pendant que le traitement chirurgical donnait les plus pauvres résultats. Les statistiques ne devraient-elles pas consigner ces exemples?

Voici un fait plus important : la confrontation de mes tableaux avec ceux de M. Fischer accuse de curieuses différences; je me borne à signaler les trois principales, laissant à qui voudra le soin de les expliquer.

ANNÉE 1854.

TRACHÉOTOMIE : 6 cas. — Morts, 6. Guéris, 0.
(Fischer et Bricheteau.)

Dans le seul service de M. Barthez :

TRACHÉOTOMIE : 5 cas au moins. — Morts, 4 (1). Guéri, 1.

---

(1) Je lis dans le travail de mon savant maître (page 5) que cette

ANNÉE 1856.

TRACHÉOTOMIE : 13 cas. — Morts, 8. Guéris, 5.
(Fischer et Bricheteau.)

Dans le seul service de M. Barthez :

TRACHÉOTOMIE : 15 cas. — Morts, 12. Guéris, 3.

ANNÉE 1857.

TRACHÉOTOMIE : 25 cas. — Morts, 19. Guéris, 6.
(Fischer et Bricheteau.)

Dans le seul service de M. Barthez :

TRACHÉOTOMIE : 23 cas. — Morts, 21. Guéris, 2 (1).

Ainsi, en 1854, on omet une guérison au moins; en 1856, treize opérations seulement sont mentionnées pour tout l'hôpital, tandis que dans un seul service on en doit compter quinze; enfin, en 1857, le chiffre des trachéotomies est évidemment encore beaucoup trop faible.

De semblables erreurs portent avec elles, si je ne me trompe, un utile enseignement; j'ajoute, pour mettre les intentions de part et d'autre à l'abri de tout soupçon, que la moyenne de mes tableaux diffère peu de celle que MM. Fischer et Bricheteau ont indiquée, concordance assez étrange!

---

année, 13 trachéotomies furent pratiquées dans tout l'hôpital; 13 au lieu de 6!!

(1) C'est l'année où 7 guérisons au moins ont été obtenues sans intervention du traitement chirurgical.

Je reviens à mon sujet et je répète qu'en dehors d'une intoxication profonde et manifeste ou d'une maladie incurable et prochainement mortelle, je ne connais aucune contre-indication absolue à l'opération de la trachéotomie.

Le très-jeune âge ne doit plus arrêter la main de l'opérateur, car les guérisons au-dessous de deux ans deviennent chaque année plus nombreuses. Tout le monde connaît le fait de Scoutetten opérant et guérissant sa propre fille âgée de 6 semaines; M. Trousseau, en 1834, M. Barthez, en 1861, ont obtenu une guérison à 13 mois. Ces exemples ne sont-ils pas faits pour encourager les plus timides? Toutefois il n'est pas permis d'oublier combien les chances sont moins favorables quand on opère en dehors de certaines limites d'âge que les auteurs ne se sont pas encore accordés à fixer. Les réflexions suivantes du Dr Duhomme me paraissent fort judicieuses : « On pourrait peut-être attribuer à la même cause (au diamètre de la trachée) les insuccès de la trachéotomie pratiquée sur des enfants au-dessous de 2 ans ou sur des adultes atteints du croup : dans le premier cas, la trachée a un si petit diamètre qu'une double canule en rétrécit beaucoup le calibre, et l'hématose reste insuffisante, malgré l'opération; dans le second cas, au contraire, le calibre de la trachée (et aussi du larynx!) étant beaucoup plus considérable, l'asphyxie n'arrive à prendre un caractère inquiétant que lorsque l'économie est trop profondément attaquée par l'asphyxie lente pour pouvoir se relever (1). »

Ce serait ici le lieu d'étudier l'influence des conditions diverses que présentent les malades avant l'opération. Ce sujet a été traité d'une manière très-complète par le Dr Millard dans la première partie de sa thèse, et je n'ai rien de mieux à dire. Il y a pourtant une opinion, émise d'ailleurs avec la plus sage réserve, que des faits nombreux ne me permettent pas d'adopter. Il s'agit des signes que la marche du croup peut fournir au point de vue des chances offertes par la trachéotomie. L'influence ne me paraît pas douteuse; mais, dans un sens tout opposé, et dans les observations mêmes de M. Millard, je trouverais sans peine la justification de ma manière de voir.

Chez les enfants qu'une intoxication profonde ou telle complication grave empêche d'opérer, la marche lente et régulière de l'asphyxie est la règle très-générale. Dans presque toutes les observations de diphthérie secondaire que j'ai sous les yeux et dans la plupart des cas où une affection pulmonaire ou bronchique compliquait le croup avant la trachéotomie, je trouve cette indication : *asphyxie lente, accès de suffocation nuls ou légers.* Ces malades conservent longtemps la voix et *tirent* très-peu, selon l'expression pittoresque de MM. Fischer et

(1) Duhomme, Thèses de Paris, 1859, p. 32.

Bricheteau. Au contraire, tous les enfants que j'ai vu guérir et le plus grand nombre de ceux qui ont résisté longtemps après l'opération se présentaient dans les conditions opposées. Telle est, je crois, la règle, et, quoique les exceptions ne soient pas rares, je ne puis me défendre des plus vives craintes en présence d'un croup qui marche lentement et graduellement vers l'asphyxie; je redoute une infection latente, l'extension des fausses membranes dans les bronches et, tout au moins, le manque de la résistance nécessaire pour arriver à la guérison. En un mot, d'après ce que j'ai vu, je suis porté à considérer les accès de suffocation intenses, séparés par des intermissions complètes, comme un signe favorable indiquant une réaction salutaire de l'économie.

Il n'est jamais trop tard pour pratiquer la trachéotomie. A l'appui de ce précepte capital, M. Millard cite un cas où M. Foville opéra comme sur un cadavre, un autre communiqué par le Dr Axenfeld et dans lequel cet habile médecin, alors interne des hôpitaux, prit l'instrument tranchant, malgré une vive opposition de ses collègues. Enfin, après l'histoire si connue de M. Trousseau, dans laquelle on voit une mère courageuse forçant la main au chirurgien, je ne connais pas d'observation plus instructive que celle où M. Millard raconte (1) la guérison presque miraculeuse d'une petite fille de 3 ans, à laquelle on avait refusé la veille, à l'hôpital même,

---

(1) Page 147.

les chances de l'opération, tant son état paraissait désespéré.

Moi-même j'ai eu à me reprocher un acte de faiblesse dans des circonstances analogues; le fait mérite d'être rapporté.

En 1860, à la fin de janvier, j'étais de garde à l'hôpital Sainte-Eugénie; tous mes collègues étaient absents.

Vers cinq heures, au commencement de la nuit, le directeur vint me trouver, accompagnant une pauvre femme qui tenait un enfant dans ses bras. « Ce n'est pas un malade qu'on apporte, me dit-il, c'est vraiment un cadavre, voyez. » J'examinai rapidement le petit malade; la face offrait une teinte bleue livide, les yeux étaient immobiles, à moitié ouverts, tout le corps était froid, le pouls presque insensible; à de très-rares intervalles on voyait se produire une contraction incomplète et comme convulsive des muscles respiratoires... La mort paraissait imminente et il était permis de craindre qu'elle survînt pendant l'opération. J'avais déjà assisté à ce triste spectacle et j'en avais conservé une impression si douloureuse et si profonde que je n'hésitai pas à laisser mourir l'enfant dans sa famille. C'était une faute dont je compris bien vite toute la gravité, mais après quelques instants, le mal était irréparable. Trois ou quatre semaines plus tard, afin que la leçon fût complète, la mère nous ramena son enfant, cette fois plein de vie. Aussitôt rentrée chez elle, la malheureuse femme, dans un moment de désespoir, avait introduit un vieux manche de porte-plume jusqu'au fond de la gorge du petit mourant ; celui-ci avait répondu à ces violences par une quinte de toux suivie de l'expulsion d'une fausse membrane ; une amélioration très-grande s'était manifestée et la guérison avait marché très-vite.

On peut se demander si ma pusillanimité n'a pas été un bienfait pour le malade ; mais, dans tous les cas, il est impossible de ne pas voir dans ce résultat imprévu une juste condamnation de ma conduite.

Sans doute, dans ces diverses et si heureuses circonstances, la maladie paraissait locale, l'intoxication nulle ou légère, et c'est le cas de rappeler ces paroles bien remarquables, malgré l'éxagération dont elles sont légèrement entachées : « Lorsque la lésion locale constitue le danger principal de la maladie, à quelque degré que l'asphyxie soit arrivée, l'enfant n'eût-il plus que quelques minutes à vivre, la trachéotomie réussit, à peu de chose près, aussi bien que si elle avait été tentée trois ou quatre heures plus tôt. » (Trousseau, *Archives de médecine*, 1855). Si l'infection diphthérique joue un rôle plus important, on peut encore (je n'ose pas dire on doit) opérer malgré la période avancée de l'asphyxie. Il faut savoir cependant que cette condition est des plus mauvaises, que la plupart des opérés ne se relèvent pas, même un instant après l'ouverture de la trachée, et que, dans le service de

M. Barthez, sur un grand nombre de malades, la trachéotomie n'a encore donné que des revers.

S'il n'est jamais trop tard pour opérer, à quel moment, quand on a le choix, faut-il recourir à l'opération ?

II

Est-il vrai, comme l'annoncent certains auteurs, que les périodes du croup, comme celles de toutes les maladies, ne soient nullement définies et que chacun puisse les transformer à sa guise? Pour mon compte, je crois qu'il y a peu de questions pratiques sur lesquelles il soit plus aisé de s'entendre, Je laisse la parole à mon savant maître :

« L'une des divisions les plus importantes à établir dans l'étude du croup est celle qui est basée sur la période à laquelle la maladie s'arrête, soit spontanément, soit sous l'influence du traitement médical, soit par la trachéotomie.

Faut-il placer la première période avant ou après l'apparition de la fausse membrane dans le larynx? Les médecins ne sont pas tous d'accord sur la réponse à donner à cette question. Et d'abord, il est vraiment bien difficile de déterminer, au lit du malade, le moment où la fausse membrane se dépose sur le larynx. Existe-t-il un temps, dont la durée soit réellement appréciable, pendant lequel une inflammation de la muqueuse précède le dépôt plastique, ou bien ce dépôt se fait-il avant toute phlegmasie? Cette distinction, déjà difficile à établir quand il s'agit du pharynx, est impossible pour le larynx. En effet, si l'on peut, dans quelques cas, suivre la marche du mal dans l'arrière-gorge et constater une phlegmasie préalable du pharynx, le plus souvent, au contraire, les fausses membranes sont le premier phénomène appréciable, ou bien leur apparition succède de si près à la phlegmasie que la durée de celle-ci ne peut pas pratiquement compter pour une période. Quant au larynx, lorsque les premiers symptômes du croup se manifestent, la vue ne nous révèle rien sur la lésion qui les produit ; le temps qui doit s'écouler entre le dépôt des fausses membranes et leur expulsion est trop variable pour pouvoir nous éclairer sur le premier de ces actes ; la nature même des symptômes est insuffisante pour nous instruire, puisque, au début, l'expulsion des fausses membranes est le seul signe pathognomonique de leur présence. Enfin l'autopsie n'arrive jamais en temps opportun pour nous indiquer la durée de cette période inflammatoire.

« Si donc il peut être convenable, en théorie, de reconnaître dans le croup une première période purement inflammatoire et une seconde période commençant au moment du dépôt pseudo-membraneux, la distinction me paraît, en pratique, à peu près impossible, et surtout inutile à établir. Aussi est-ce uniquement d'après les symptômes, et nullement d'après l'anatomie pathologique, que je me suis dirigé pour établir la distinction de la première et de la seconde période. En agissant ainsi, je crois avoir d'autant plus raison que la symptomatologie, seule aussi, peut servir à séparer la seconde de la troisième période En outre, au point de vue du traitement, l'élément symptomatique est encore le seul réellement pratique, puisque c'est sur lui que l'on se fonde pour reconnaître l'opportunité du traitement chirurgical.

« Que la diphthérie ait commencé par la gorge ou par le larynx, j'ai placé le début de la première période du croup au moment de l'apparition des premiers symptômes laryngés, c'est-à-dire de l'enrouement, de la toux rauque ou éclatante ou stridente, du bruit particulier et perceptible à distance que produit le passage de l'air à travers la glotte, etc.

« Cette période dure jusqu'au moment où surviennent les accès de suffocation. Le premier indique le début de la seconde période. Je sais bien que ce symptôme, dont la cause est en partie spasmodique, manque un certain nombre de fois. Alors la dyspnée s'établit et s'accroît graduellement, mais avec plus ou moins de rapidité, de telle sorte que le passage de la première à la seconde période est mal tranché et seulement marqué par l'établissement d'une dyspnée continue. C'est aussi ce symptôme qui m'a servi de critère pour établir, dans ces cas, l'existence de la seconde période.

« Ainsi, lorsque je parlerai d'enfant atteint du croup à la première période, j'entendrai parler de tous ceux qui ont présenté des symptômes laryngés, sans accès de suffocation et sans dyspnée. Si je parle de croup arrivé à la seconde période, on comprendra que les enfants ont eu des accès de suffocation, ou que la dyspnée s'est établie d'une manière évidente, continue, mais sans symptômes d'asphyxie.

« Je n'ai pas toujours pu savoir d'une manière très-précise laquelle de ces deux périodes mes malades avaient atteinte. J'ai dit alors que le croup était arrivé entre la première et la seconde période. De même pour la suivante, qui est plus souvent restée indécise, j'ai dit quelquefois que le croup était allé jusqu'à l'intervalle de la deuxième et de la troisième période.

« Le symptôme qui m'a surtout servi à caractériser cette troisième période est la dyspnée continue avec commencement d'asphyxie. Alors les lèvres sont violettes, la teinte du visage et même celle de la peau du corps se modifie; elle perd sa nuance rosée ou rouge pour devenir pâle et grise ou violette; alors aussi la toux et la voix sont éteintes, les accès de suffocation se répètent ou se succèdent d'une façon presque continue. L'orthopnée est presque incessante, ou bien encore les accès de suffocation s'arrêtent, et l'enfant reste dans la résolution sans cesser de s'asphyxier. A ce moment, il est arrivé à la fin de la dernière période, et la mort peut survenir très-rapidement.

« Je résume succinctement les symptômes des trois périodes du croup en disant que : la première est caractérisée par l'existence des symptômes laryngés, sans dyspnée; la deuxième, par la dyspnée intermittente ou continue, sans asphyxie ; la troisième, par la dyspnée continue avec asphyxie commençante.

« On peut voir par là que cette distribution en périodes s'adresse plutôt à la dyspnée et à l'asphyxie croupale qu'au croup lui-même ; car, dans cette maladie, il y a autre chose que l'asphyxie, il y a l'intoxication, qui suit aussi sa marche particulière, ou plutôt il y a la diphthérie, dont le croup n'est qu'une des manifestations.

« Il y aurait donc à établir trois sortes de périodes :

1° Celles qui marquent les degrés de l'asphyxie croupale (symptômes locaux) ;

2° Celles qui marquent le degré ou la marche de l'intoxication (symptômes généraux) ;

3° Celles qui marquent la marche de la maladie complète, c'est-à-dire de la réunion des symptômes apparents des deux sortes d'altérations locale et générale.

« Cette distinction n'est pas aussi subtile qu'elle le paraît, parce qu'un enfant peut être tué par la diphthérie sans être asphyxié, et par conséquent avant d'avoir dépassé la seconde et même la première période du croup. Aussi bien, quand on parle de la trachéotomie ou du traitement local, à propos des périodes du croup, on doit avoir seulement en vue les périodes réellement croupales de dyspnée et d'asphyxie. Or il n'est pas toujours facile, en pratique, de distinguer les symptômes de l'intoxication de ceux de l'asphyxie. Tel enfant, opéré en apparence dans la dernière période de l'asphyxie, ne se relève pourtant pas et meurt quelques heures plus tard. Quelle est la cause de la mort? L'autopsie peut démontrer que les fausses membranes obstruaient les bronches, et que l'obstacle à l'hématose, qui était bien réel, a persisté. Mais lorsque cet obstacle mécanique n'existe pas ou est incomplet, la cause de la mort doit être cherchée soit dans l'intoxication diphtérique, qui n'était pas apparente, soit dans la sidération des forces produite par une lutte trop violente et trop prolongée, soit enfin dans l'altération du sang que détermine le renouvellement incomplet de l'air pendant une asphyxie lente (1). »

Rien de plus clair, à mon sens. La marche plus ou moins rapide de la maladie, le passage brusque de la première à la troisième période, la date du début des accidents, sans perdre leur importance dans le pronostic, laissent intacte cette division si naturelle et si pratique du croup au point de vue des phénomènes locaux.

On comprend que personne n'ait jamais pratiqué ni même proposé la trachéotomie à la première période du croup. Lorsque l'air qui passe par le larynx suffit aux besoins de l'hématose, quelle raison d'ouvrir la trachée?

On trouvera sans doute plus rationnel le conseil

(1) *Loc. cit.*, p. 12 et suivantes.

donné par quelques médecins d'attendre, pour opérer, une époque avancée de l'asphyxie. Toutes les chances de la guérison par des moyens plus simples ont été épuisées, les ressources de la nature sont jugées insuffisantes par tout le monde, la mort paraît inévitable et prochaine au moment où l'on intervient; quel magnifique triomphe de l'art, si l'enfant est rendu à la vie ! Mais à quel prix obtient-on ces brillants succès, et quelles chances de mort ou de salut donne-t-on en réalité aux malades en les opérant aussi tard ? Nous verrons dans un instant les dangers de cette pratique, dont M. Bouchut est aujourd'hui le plus ardent et presque le seul défenseur.

Habituellement c'est pendant la deuxième période ou au commencement de la troisième qu'est proposée et acceptée l'intervention du traitement chirurgical. Il est facile de voir que si, au lit du malade, des divergences d'opinion se produisent, chacun obéissant involontairement à certaines tendances naturelles, en théorie dans les livres, les différences sont plus apparentes que réelles. En effet quels signes attendent pour agir les partisans de l'opération à la seconde période ? *Le début des phénomènes d'asphyxie.... un léger commencement de cyanose...* (Millard, p. 28). Ce sont précisément les phénomènes qui marquent le passage de la deuxième période à la troisième. D'ailleurs les médecins qui préfèrent n'opérer qu'à une époque un peu plus tardive proclament qu'il ne faut pas attendre que les forces aient été déprimées par une lutte trop prolongée et par le défaut d'hématose. Je crois donc que les uns et les autres peuvent se rallier complétement à cette opinion intermédiaire formulée par M. Barthez : *Si le croup est infectieux, il est préférable d'opérer dans la seconde période, quel que soit l'âge de l'enfant ; si le croup n'est pas évidemment infectieux, il est convenable d'essayer le traitement médical et d'attendre pour opérer la fin de cette deuxième période, surtout si l'enfant est jeune* (1).

Justifions en quelques mots ce précepte.

Les résultats comparés de la trachéotomie à la seconde et à la troisième période ne sont-ils pas de nature à légitimer complétement l'opinion et la conduite de ceux qui pensent avec M. le professeur Trousseau qu'il faut opérer le plus tôt possible? M. Millard a obtenu, à la deuxième période du croup, 13 guérisons sur 23 trachéotomies, c'est-à-dire plus de moitié ; tandis qu'à la troisième période la proportion n'est guère que de $^{1}/_{6}$. MM. Fischer et Bricheteau, $^{25}/_{74}$ à la seconde période ; $^{15}/_{94}$ à la troisième. Enfin les tableaux de M. Barthez donnent à peu près la même proportion.

Ces chiffres parlent très-haut, il est vrai ; mais, comme je l'ai dit déjà, il s'agit moins de la trachéotomie que des intérêts du malade. Or la guérison par le traitement médical n'est pas un fait exceptionnel à cette période du croup. Tous les

(1) *Loc. cit.* p. 20.

ans, dans le service de M. Barthez, à l'hôpital Sainte-Eugénie, on en observe quelques exemples. Dans le cours d'une seule année, 7 malades ont été guéris sans l'intervention du traitement chirurgical, tandis que ce traitement même donnait les plus pauvres résultats; et, parmi ces enfants guéris, plusieurs étaient arrivés à une époque de la maladie si avancée qu'on les avait portés sur le lit d'opérations. Ces faits parlent tout aussi haut que les chiffres cités tout à l'heure, surtout quand on n'ignore pas que la trachéotomie, entre les mains même des plus habiles, peut être accompagnée ou suivie de graves accidents. Et puis, quelle nécessité d'opérer avant que l'air manque au malade? *A priori*, cette conduite paraît peu rationnelle. On cite, il est vrai, quelques exemples de mort subite ou très-prompte à la suite d'un accès de suffocation; moi-même j'ai recueilli l'observation suivante pendant mon internat à Sainte-Eugénie :

Une petite fille de 4 ans, N. L....., entre, le 19 janvier au soir, à l'hôpital Sainte-Eugénie, salle Sainte-Mathilde. La mère qui l'amène raconte que cette enfant, d'une constitution très-faible, est souvent indisposée; depuis une douzaine de jours elle a mal à la gorge; elle a été traitée régulièrement par des gargarismes à l'alun et par des insufflations d'alun. D'ailleurs la maladie n'avait aucune apparence de gravité, il n'y avait ni toux ni diarrhée, le sommeil de la nuit était fort calme et l'appétit bien conservé.

Hier soir seulement l'enfant a refusé de manger et a commencé à tousser.

Le 20 janvier, à la visite, M. Barthez constate et fait noter les symptômes suivants : Enfant pâle, maigre; ganglions sous-maxillaires durs et volumineux, absence de tuméfaction du tissu cellulaire du cou; nez humide, coule un peu; sans apparence de fausses membranes. L'isthme du gosier est très-rouge, surtout du côté droit; des fausses membranes épaisses et dures recouvrent la muqueuse. Sifflement laryngo-trachéal très-marqué; toux voilée, rauque; la voix n'est pas éteinte. Le creux épigastrique se déprime fortement pendant l'inspiration; point d'accès de suffocation. A l'auscultation de la poitrine, on entend le murmure vésiculaire, mais d'une manière plus obscure qu'à l'état normal; il est évident que l'air pénètre difficilement dans le poumon. Fièvre modérée. Les urines contiennent une proportion d'albumine considérable; elles se prennent en masse quand on les traite par la chaleur et par l'acide azotique.

Traitement. Poudre vomitive à prendre immédiatement (ipéca et émétique); insufflations alternatives d'alun et de tannin, d'heure en heure; potion au café et au quinquina. M. Barthez recommande en outre de surveiller attentivement la petite malade, il craint que la trachéotomie devienne nécessaire dans le courant de la journée.

Une demi-heure après la visite, l'enfant paraissait avoir été soulagée par le vomitif administré, quand, tout à coup, sous les yeux de la religieuse du service, elle se lève brusquement sur son lit avec une expression d'anxiété extrême; la sœur accourt et l'enfant tombe morte dans ses bras. La pâleur de la peau et des muqueuses, à la face, autorise à penser que la mort a été causée par une syncope.

Voici les résultats de l'autopsie : Aucun organe n'est congestionné; le cœur est petit, un peu pâle et ne renferme que du sang noir, très-fluide, en petite quantité. Les amygdales, le voile du palais et le pharynx sont, en divers points, couverts d'exsudations grisâtres qui ne représentent pas une membrane continue. Enfin les voies aériennes depuis le larynx, y compris l'épiglotte, jusqu'à la bifurcation de la trachée, sont occupées par une fausse membrane d'une épaisseur considérable et d'une grande consistance; elle est détachée de la muqueuse et pelotonnée dans le conduit de manière à mettre un obstacle absolu au passage de l'air.

Point d'altération dans les bronches.

Ces exemples sont trop rares pour entrer sérieusement en ligne de compte dans la question qui nous occupe, car il s'agit en ce moment de poser une règle générale. Mais, si rares qu'ils soient, ils font sentir la nécessité d'une grande vigilance, et, dans des circonstances particulières, dans la pratique civile surtout, ils imposent au médecin l'obligation d'opérer de bonne heure. M. Barthez m'a raconté plusieurs fois qu'ils furent appelés, M. Marjolin et lui, auprès d'un enfant atteint du croup, qui avait eu déjà quelques accès de suffocation; quand ils virent le petit malade, ils le trouvèrent fort calme, sans aucune apparence de cyanose; la trachéotomie fut donc différée, et un second rendez-vous fut pris dans le courant de la journée. Mais à peine s'était-on séparé que les accès d'étouffement avaient reparu, et, peu de temps après, la mort arrivait pendant que le malheureux père courait chercher du secours. Une opération hâtive eût peut-être sauvé cet enfant. Aussi me semble-t-il qu'on ne doit pas hésiter à opérer de bonne heure quand on ne peut pas laisser auprès des malades un médecin capable de parer à un accident imprévu et menaçant. (Il est excessivement rare de voir la mort arriver en quelques minutes pendant un accès de suffocation.)

Avant de quitter l'exception pour rentrer dans la règle générale, signalons aussi quelques faits rares dans des conditions opposées. Des exemples de guérison spontanée ont été observés à la fin de la troisième période du croup, à une époque où la mort par asphyxie paraissait très-prochaine; dans le mémoire de M. Barthez on en trouve plusieurs observations pleines d'intérêt communiquées par M. Rilliet; j'en ai cité plus haut une autre assez remarquable. Eh bien! serait-il raisonnable de compter, dans la pratique, sur des terminaisons aussi heureuses, et d'attendre, pour pratiquer la trachéotomie, une époque avancée de l'asphyxie?

Les cas exceptionnels sont bons à connaître, mais à la condition de ne pas leur accorder trop d'importance.

Les inconvéniens de l'expectation, après le début de l'asphyxie, ne sont pas d'une telle évidence qu'il soit inutile de les rappeler. La mort apparente ou réelle survient quelquefois pendant l'opération d'une manière très-rapide, soit par le fait d'une syncope ou d'une contraction spasmodique des muscles de la glotte, soit par le fait de la position très-gênante donnée au malade. Dans ces circonstances, la nécessité d'ouvrir rapidement la trachée fait oublier trop souvent certaines règles essentielles dans le manuel opératoire; il peut en résulter de très-sérieuses difficultés pour l'introduction de la canule, et si, par malheur, il y a en même temps une hémorrhagie, le sang pénètre dans les voies aériennes et aggrave la situation, car il est impossible au malade de l'expulser. Trois fois j'ai vu la respiration s'arrêter complétement pendant une opération de trachéotomie; les enfants ont failli succomber avant que la trachée fût ouverte; ces accidents ne sont sans doute jamais arrivés sous les yeux des partisans des opérations tardives! En dehors même de toute crainte de cette nature, ne voit-on pas que le malade s'épuise en vains efforts pour attirer un peu d'air dans sa poitrine? Le défaut d'hématose diminue ou éteint la sensibilité; l'affaissement fait des progrès rapides, et l'ouverture de la trachée arrête à peine un instant la marche de la maladie vers une terminaison funeste. Le Dr Duhomme, dans une thèse inaugurale fort intéressante, a parfaitement exposé le rôle de l'asphyxie dans les cas de croup. En s'appuyant sur des expériences physiologiques de M. Claude Bernard, il a montré que la trachéotomie, considérée comme moyen anti-asphyxique, perdait de son efficacité à mesure que l'on différait l'opération, dans les cas surtout où l'élément toxique s'ajoutait à l'asphyxie : *sublata causa, non tollitur effectus* (1). L'auteur arrive à cette conclusion qu'il faut opérer au moment où l'asphyxie semble s'établir d'une manière continue. C'est la règle nettement posée par M. Barthez.

---

(1) Duhomme, Thèses de Paris, 1859, p. 33.

III.

Je n'ai pas l'intention de faire ici une étude complète de la trachéotomie, je veux seulement insister sur trois points dont l'importance me paraît très-grande :

1° Avantages que l'on trouve à se rapprocher du larynx, ou, en d'autres termes, à pratiquer l'opération le plus haut possible ;

2° Inconvénients du bistouri boutonné dans certaines circonstances ;

3° Dangers auxquels exposent nécessairement les dilatateurs et avantages de l'introduction directe de la canule dans la trachée.

Je donnerai ensuite, sous forme de résumé, les règles principales du manuel opératoire dans les cas qui se présentent le plus fréquemment.

§ I.

AVANTAGES DE LA CRICO-TRACHÉOTOMIE CHEZ LES ENFANTS.

Avant de m'occuper de la trachéotomie, je dois dire quelques mots de la région sur laquelle cette opération est pratiquée. J'emprunte les détails suivants à l'*Anatomie chirurgicale* de M. Malgaigne.

« La région trachéale, qui s'étend du cartilage

cricoïde au bord supérieur du sternum, offre une longueur extrêmement variable, suivant les sujets. Inférieurement elle se trouve resserrée par les attaches sternales du sterno-mastoïdien dont les saillies circonscrivent une dépression connue sous le nom de *fossette sus-sternale* ou *jugulaire*, dans laquelle on sent quelquefois battre le tronc brachio-céphalique.

Ici le peaucier manque, et les couches sont ainsi distribuées :

1° La peau ;

2° Le fascia superficiel ;

3° Le premier feuillet de l'aponévrose s'insérant en bas au sternum, recouvrant les deux sterno-mastoïdiens, et tendu en travers de l'un à l'autre ;

4° De chaque côté, mais en bas seulement, le bord interne des sterno-mastoïdiens ; entre eux, sur la ligne médiane, il y a une couche de tissu cellulaire adipeux dans lequel descendent les veines jugulaires antérieures ; arrivées près du bord supérieur du sternum, ces deux veines sont réunies par une grosse branche transversale et se replient à angle droit pour aller gagner la jugulaire externe en passant sous les sterno-mastoïdiens ;

5° Le second feuillet de l'aponévrose recouvrant les muscles trachéaux ;

6° Sur les côtés, les muscles sterno-hyoïdiens, d'autant plus écartés qu'ils s'approchent davantage du sternum ; au milieu, les sterno-thyroïdiens qui sont un peu recouverts en dehors par les précédents; et au-dessous de ces muscles un troisième feuillet de l'aponévrose;

7° En haut, le corps thyroïde recouvrant les premiers anneaux de la trachée; plus bas, le plexus veineux sous-thyroïdien assez serré pour former une véritable couche; tout à fait en bas, dans la fossette jugulaire, la veine sous-clavière gauche dirigée obliquement en bas et en dedans; et au-dessous d'elle, le tronc brachio-céphalique qui la croise en montant à droite et en dehors. De ce croisement résulte un angle dont le sinus supérieur embrasse la trachée-artère;

8° Une couche de tissu cellulaire lamelleux, fort lâche, ne se chargeant jamais de graisse;

9° La trachée;

10° Derrière la trachée, toutefois un peu plus à gauche qu'à droite, l'œsophage qui commence précisément au-dessous du larynx;

11° Une couche de tissu cellulaire lamelleux, et enfin la face antérieure des corps des deux dernières vertèbres cervicales et de la première dorsale.

Les vaisseaux propres à cette région sont : les artères thyroïdiennes supérieures et inférieures qui se rendent au corps thyroïde; le plexus veineux thyroïdien déjà noté; et quelquefois, au-dessous de ce plexus, l'artère thyroïdienne de Neubaüer, petite branche peu constante, qui vient de la crosse aortique et monte sur la ligne médiane jusque vers l'isthme du corps thyroïde.»

Plus loin, M. Malgaigne, parlant des diverses gaînes aponévrotiques de la région, fait observer que la troisième, destinée à la trachée, offre une disposition toute spéciale : «Disons d'abord que la trachée, comme tous les canaux agités de mouvements continuels, comme les artères par exemple, est munie d'une enveloppe celluleuse destinée à faciliter ses mouvements et comparable à la gaîne celluleuse des artères. Mais il y a quelque chose de plus. A sa partie supérieure, la trachée est écartée des muscles sterno-thyroïdiens et sterno-hyoïdiens par l'interposition du corps thyroïde; plus bas, et déjà dans la poitrine, elle en est plus éloignée encore par la veine sous-clavière gauche, le tronc brachio-céphalique, et enfin la crosse de l'aorte et les débris du thymus. Entre le corps thyroïde et les gros vaisseaux reste un espace libre occupé par une notable épaisseur du tissu cellulaire lamelleux, par le réseau des veines thyroïdes, et enfin latéralement par cinq ou six ganglions lymphatiques, disposés en chapelet, et qui semblent descendre de chaque côté du corps thyroïde. C'est dans cet espace que montent et descendent les tumeurs mobiles nées du corps thyroïde ou développées dans le médiastin; c'est là aussi que dans la trachéotomie on peut enfoncer la canule, si la trachée n'est pas suffisamment ouverte, et cette petite erreur n'est pas bien rare ; enfin l'abondance et la nature du tissu lamelleux y offrent à la suppuration une voie facile pour fuser dans le médiastin.»

Deux pages plus bas, l'auteur revient encore sur les rapports de la trachée avec les muscles qui la recouvrent. «Il est bon de rappeler qu'en s'approchant du sternum, les muscles trachéaux s'écartent de manière à laisser sur la ligne médiane un espace occupé seulement par l'aponévrose, et qu'en ce point aussi ils sont séparés de la trachée par une couche de tissu cellulaire qui permet facilement au doigt de glisser du côté de la poitrine. C'est un véritable inconvénient lorsqu'on veut y pratiquer la trachéotomie; c'est au contraire un avantage pour aller par cette voie à la recherche du tronc brachio-céphalique...»

Ce n'est pas sans motif que j'insiste sur ces dispositions qui peuvent se résumer en deux mots : *A mesure qu'on se rapproche du sternum, profondeur plus grande de la trachée, abondance et laxité du tissu cellulaire qui l'entoure, plexus veineux plus développés, voisinage de gros troncs veineux et artériels.* Ces raisons me paraissent plus que suffisantes pour déterminer le chirurgien à pratiquer la trachéotomie le plus haut possible, immédiatement au-dessous du cartilage cricoïde; et même, chez l'enfant, il y a tout avantage à commencer l'incision sur ce dernier cartilage, à moins que les faits ne viennent légitimer les craintes émises par M. le professeur Trousseau. Je veux parler de la nécrose du cartilage cricoïde produite par le séjour prolongé d'un corps étranger volumineux, une déformation permanente du larynx en serait la conséquence; et le travail d'élimination, s'accompagnant d'une inflammation subaiguë, pourrait occasionner une altération de la muqueuse laryngée et, par suite, l'extinction de la voix, ou *même des accidents orthopnéiques aussi graves que ceux du croup.* On peut dire avec MM. Rilliet et Barthez que ces objections du professeur Trousseau à la laryngo-trachéotomie sont purement théoriques et paraissent au moins exagérées. C'est pour l'extraction des corps étrangers de la trachée que Boyer a préconisé la crico-trachéotomie; M. Garin l'a appliquée au croup et en a démontré les avantages avec beaucoup de talent. M. Malgaigne, qui l'avait d'abord repoussée comme *une mauvaise opération* (1), s'est ravisé plus tard en publiant la deuxième édition de son *Anatomie chirurgicale;* il dit en effet que, chez les enfants, c'est à ce procédé qu'il donne la préférence, tandis que, chez les adultes, la section du cartilage cricoïde est au moins inutile; «chez les sujets vigoureux particulièrement, le cartilage a beau être coupé, ses bords ne s'écartent pas, et les instruments n'ont guère pour pénétrer que l'espace produit par l'incision de la trachée (2).»

Boyer, et M. Garin après lui, conseillent d'inciser non-seulement le cartilage cricoïde mais aussi, en partie au moins, la membrane crico-thyroïdienne.

---

(1) *Manuel de médecine opératoire*, 6e édition, p. 498.

(2) Malgaigne, *Anatomie chirurgicale*, 2e édition, t. II. p. 147.

Peut-être est-il plus prudent de ne pas intéresser la membrane et de ne pas arriver aussi près des cordes vocales. Dans tous les cas, rien n'empêche de commencer l'incision juste au-dessous du cartilage cricoïde et je m'étonne que tous les auteurs n'en établissent pas formellement le précepte. Pourquoi, par exemple, choisir le quatrième, le cinquième et le sixième anneau de la trachée et prendre, pour agrandir la plaie, le troisième et le septième, ainsi que le conseille M. Velpeau, cité par M. Malgaigne (1)? Quant à M. Trousseau, il n'indique pas exactement le siége de l'incision trachéale; il se contente de dire que l'ouverture doit être d'un demi-pouce au moins (il eût été bon d'ajouter que, sous peine d'accidents sérieux, la plaie ne devait pas non plus dépasser certaines limites). Cependant, quand on respecte le cartilage cricoïde, le larynx est à une distance assez grande pour que personne n'ait d'inquiétude à son égard; et, pour ceux qui n'ont pas peur du corps thyroïde, l'incision faite à la partie supérieure de la trachée offre de nombreux avantages, sans aucun inconvénient. Chez presque tous les enfants, l'isthme du corps thyroïde a des dimensions si petites qu'on le coupe sans le savoir; et dans les cas rares où cet organe a pris un développement plus considérable, il donne à l'incision beaucoup moins de sang que le plexus veineux thyroïdien situé plus bas. Il faut ajouter

(1) *Manuel de médecine opératoire*, p. 495.

que l'hémorrhagie est facile à arrêter par la simple pression du doigt ou des érignes mousses quand c'est le corps thyroïde qui fournit le sang. Il n'en est pas de même si les veines thyroïdiennes ont été intéressées par le bistouri ; leur situation plus profonde, leur disposition en réseau, leur déplacement très-facile au milieu d'un tissu cellulaire lâche rendent plus souvent la compression inefficace.

Est-il indifférent, dans l'opération de la trachéotomie, de se rapprocher ou de s'éloigner des gros vaisseaux qui croisent obliquement la trachée et s'élèvent souvent, dans le jeune âge, au-dessus du sternum? Je sais bien qu'on doit reconnaître la présence du tronc brachio-céphalique ou de telle autre grosse artère quand on se fait un devoir d'opérer avec lenteur et de ne pas donner un coup de bistouri avant d'avoir exploré avec le doigt les parties qu'on va diviser; rien n'est plus facile, au dire de M. Trousseau, que d'éloigner l'artère, et alors on ouvre la trachée avec une parfaite sécurité; mais il faut, quoi qu'en dise le savant professeur, beaucoup de sangfroid et une certaine habitude des opérations chirurgicales. Pour mon compte, j'aime mieux tout autre voisinage que celui du tronc brachio-céphalique et je suis sûr que les médecins inhabiles pour lesquels M. Trousseau a écrit partageront moins volontiers la sécurité du maître que la prudence d'un jeune confrère. Il faut aussi penser aux chirurgiens, trop nombreux peut-être, qui ne portent pas à chaque instant de l'opération leur doigt dans la profondeur de la plaie; il est bon, si faire se peut, d'établir des règles qui les éloignent le plus possible du bord supérieur du sternum. S'il faut en croire M. A. Guérin, la jugulaire interne du côté gauche aurait été blessée quelquefois. N'est-ce pas en pratiquant trop bas la trachéotomie qu'un étudiant, cité par Bichat, coupa la carotide à son camarade? M. Axenfeld, dans sa thèse inaugurale, signale aussi une lésion grave du tronc artériel brachio-céphalique (1). Enfin, à l'autopsie d'une fille de 9 ans, opérée à l'hôpital Sainte-Eugénie, j'ai trouvé cette même artère juste au bas de l'incision trachéale; l'opération avait été faite au-dessous de l'isthme du corps thyroïde plus développé qu'à l'ordinaire et l'introduction de la canule avait offert les plus grandes difficultés. Je rapporterai tout à l'heure cette observation qui démontre en même temps l'inconvénient qui résulte des plaies trachéales trop étendues.

Mais le principal avantage de la crico-trachéotomie est de faciliter beaucoup l'introduction de la canule dans la trachée, seul temps difficile de l'opération (difficile quand on met en usage les procédés classiques). La situation du conduit de l'air est telle que les manœuvres opératoires sont d'autant plus aisées qu'on se rapproche davantage de la partie supérieure; la trachée plus superficielle est aussi moins mobile sous la pression du doigt indi-

(1) Thèses de Paris, 1853, p. 9.

cateur, et quand ce dernier quitte la plaie, cédant la place au dilatateur, l'œil peut diriger les instruments dans un plus grand nombre de cas. Enfin, si l'on s'égare, les décollements sont moins étendus, et, par conséquent, on a moins à redouter ces abcès profonds du cou qui gagnent si facilement le médiastin, et ces emphysèmes traumatiques qui se développent parfois avec une rapidité effrayante quand la plaie est profonde, voisine du sternum, et que l'introduction de la canule offre des difficultés sérieuses, phénomènes presque toujours solidaires. Je n'insiste pas davantage sur des accidents dont je dois m'occuper plus tard; pour le moment, il me suffit de montrer que la double canule est d'autant plus facile à introduire que la trachée-artère a été ouverte plus haut, et qu'on évite plus souvent l'emphysème, les phlegmons du cou qui sont la conséquence ordinaire de fausses manœuvres pendant ce temps de l'opération.

A ces raisons capitales qui établissent la supériorité de la trachéotomie pratiquée immédiatement au-dessous du larynx, s'en ajoutent plusieurs autres d'une importance moindre; je me contente de les signaler en résumant en peu de mots les réflexions précédentes.

Avantages de la crico-trachéotomie. — On intéresse moins de parties: on trouve peu de vaisseaux veineux; le canal aérien est plus superficiel, avantage inappréciable chez les enfants dont le cou est gros et court. On ne risque jamais de blesser le tronc innominé ou la carotide primitive du côté gauche, qui, dans certaines dispositions anormales, croisent la trachée-artère (Trousseau). On voit mieux ce que l'on fait; on incise de haut en bas la trachée dans une étendue suffisante (1 centimètre et demi, au moins) et avec une entière sécurité; la canule est plus facile à introduire, l'emphysème est évité, les décollements sont rares, les phlegmons du cou moins graves et tout à fait exceptionnels.

Les *inconvénients* de cette manière d'opérer sont hypothétiques et même probablement nuls quand on arrête l'incision au cartilage cricoïde et, tout au moins, à la membrane crico-thyroïdienne.

§ II.

DE QUELQUES INCONVÉNIENTS DU BISTOURI BOUTONNÉ.

Quand on a fait, volontairement ou involontairement, avec le bistouri droit, une incision insuffisante à la trachée, on est obligé de se servir du bistouri boutonné pour agrandir l'ouverture qui doit livrer à la canule un passage facile. Tantôt, suivant le précepte de M. Trousseau, on a fait une simple ponction, et alors le bistouri boutonné, dirigé par l'indicateur gauche, est immédiatement porté au fond de la plaie; on débride haut et bas, plus souvent peut-être haut ou bas, selon le lieu de la ponction. Tantôt c'est après l'introduction du dilatateur qu'on reconnaît l'insuffisance de l'incision trachéale; alors, pour ne pas perdre les avantages si marqués de la dilatation, c'est entre les branches de l'instrument qu'on dirige le bistouri qui doit pratiquer les débridements nécessaires.

Je ne vois pas, je l'avoue, quel avantage on trouve à faire une ponction à la trachée-artère pour l'agrandir ensuite, à moins pourtant que l'opération n'ait été pratiquée trop bas et qu'on n'ait de bonnes raisons pour craindre le voisinage des gros vaisseaux. On a cru probablement que cette petite pratique mettrait l'opérateur et l'opéré à l'abri des perforations de la paroi postérieure de la trachée. D'abord cet accident n'est ni bien commun ni bien grave; mais, de plus, je suis porté à croire qu'il se produit le plus souvent au moment même de la ponction. Chez les très-jeunes enfants, la trachée est parfois fort petite et d'une faible résistance; la pression du doigt rapproche aisément la paroi antérieure de la postérieure; et comme, entre les deux, la distance n'est pas déjà grande, il en résulte que la pointe du bistouri peut les atteindre du même coup, malgré les précautions et souvent sans qu'on s'en doute. C'est en effet ce qui est arrivé à M. Millard :

« Mon collègue, qui pratique pour la deuxième fois seulement la trachéotomie, fait son incision un peu courte et un peu à droite de la ligne médiane; il reconnaît difficilement la trachée et me cède le bistouri. Après avoir prolongé inférieurement la section de la peau, j'enfonce sous le bord du cartilage cricoïde un ténaculum ordinaire, qui est confié à un aide; *je fais à la trachée une ponction que j'agrandis avec le bistouri boutonné* et j'introduis le dilatateur. Le ténaculum est vite retiré, mais tout mouvement respiratoire a cessé..... Toutes les personnes présentes veulent constater avec le doigt que la trachée est bien ouverte; deux reconnaissent, et moi après elles, *que l'incision porte sur le côté droit, et que la paroi postérieure a été traversée du même coup que l'antérieure.* Nos craintes redoublent.... (1) »

Dans ce cas, une simple ponction a été faite et le bistouri boutonné a remplacé le bistouri droit sans grand avantage. L'enfant guérit.

Une fois aussi il m'est arrivé d'atteindre la paroi postérieure de la trachée sans en avoir conscience; la lésion ne fut reconnue qu'à l'autopsie. Je n'avais pas fait usage du bistouri boutonné, mais les détails que je vais donner prouveront surabondamment que c'est encore au moment de la ponction que la petite blessure a été faite. N'eût-elle pas été plus profonde et plus étendue si, comptant me servir du bistouri boutonné, j'avais pris moins de précautions?

---

(1) *Loc. cit.*, obs. 9; p. 142.

V... (Emile), âgé de 2 ans et demi, entre, le 27 février 1860, à l'hôpital Sainte-Eugénie, au n° 9 de la salle Saint-Benjamin, service de M. Barthez.

Cet enfant est d'une santé délicate et s'enrhume très-facilement. Depuis quelques jours il avait perdu l'appétit. Hier seulement les parents ont remarqué une toux extraordinaire; ils ont appelé un médecin qui a prescrit du sirop d'ipéca. Il n'y a pas eu de vomissements et les symptômes ont fait des progrès rapides.

État actuel. — Pouls petit et fréquent; pâleur de la face, anxiété du regard. Respiration très-difficile, fréquente; sifflement laryngo-trachéal très-prononcé; dépression considérable du creux épigastrique pendant l'inspiration. Rougeur et gonflement des amygdales et du pharynx sans apparence de fausses membranes. Ganglions sous-maxillaires non tuméfiés. Grande agitation; l'enfant ne peut pas rester dans son lit.

Immédiatement, on fait prendre 1 gramme de poudre d'ipéca; mais les vomissements ne se produisent pas, et pendant une demi-heure l'asphyxie fait des progrès rapides; la face est violacée; à l'auscultation, on n'entend que le retentissement du bruit laryngé.

Je pratique la trachéotomie à six heures du soir, l'enfant étant à toute extrémité. Avant d'arriver à la trachée, j'ouvre du même coup de bistouri plusieurs veines qui fournissent du sang en assez grande abondance; les érignes mousses n'arrêtent pas l'hémorrhagie; je les retire et je continue rapidement l'opération en me dirigeant avec l'indicateur gauche qui arrive bientôt sur la trachée dénudée. Le canal aérien est très-dépressible; je l'incise lentement, dans une étendue suffisante, j'introduis le dilatateur de Garnier que je saisis de la main gauche, pendant que la droite dirige la canule entre les branches de l'instrument; l'introduction a lieu sans aucune difficulté, et au bout de quelques minutes le sang cesse de couler.

Je passe rapidement sur les détails qui suivirent l'opération. L'enfant vécut quatre jours, quoiqu'il ne se fût pas bien relevé. La respiration resta gênée et très-fréquente, et tous mes efforts pour combattre l'asphyxie n'eurent d'autre résultat que de prolonger un peu la vie et d'occasionner un phlegmon du cou, dont l'enfant fût certainement mort s'il eût résisté à la diphthérie. A chaque instant j'enlevais la canule, et avec la pince à branches courbes de Guersant, j'allais à la recherche des fausses membranes; j'excitais par des instillations de chlorate de soude la contraction des muscles expirateurs, et, après ces secousses, la respiration se faisait mieux.

L'examen du cadavre eut lieu vingt-quatre heures après la mort. Les voies respiratoires, depuis le larynx jusqu'aux rameaux bronchiques de second ordre, offrent des traces de fausses membranes ramollies, avec une injection très-prononcée de la membrane muqueuse; mucosités abondantes dans les petites bronches; congestion du poumon. Sang très-liquide, légèrement jaunâtre.

Plaie enflammée. Infiltration de pus entre les couches musculaires et autour de la trachée dans une petite étendue. Au niveau de la plaie : muqueuse trachéale amincie, éraillée sur la paroi postérieure; un point purulent qui porte à croire que cette paroi a été légèrement touchée par la pointe du bistouri. Rien en arrière, du côté de l'œsophage.

Dans cette circonstance, le bistouri n'a fait que toucher la paroi postérieure. Le phlegmon du cou était évidemment indépendant de cette lésion, et reconnaissait sans doute pour cause les manœuvres trop fréquentes et trop prolongées auxquelles je m'étais livré dans l'espérance mal fondée de faire vivre cet enfant.

Je crois donc qu'il n'y a pas grand avantage à ponctionner la trachée et à terminer l'incision avec le bistouri boutonné; mais je conviens volontiers qu'il n'y a pas de raison sérieuse qui oblige à renoncer à cette pratique. Si l'incision de la trachée en un seul temps me paraît préférable, c'est uniquement parce que l'opération est ainsi un peu simplifiée; je n'insiste pas davantage.

Mais s'il y a peu d'inconvénients à se servir du bistouri boutonné après la ponction simple de la trachée, il n'en est pas de même quand on emploie cet instrument pour agrandir une incision qu'on a faite involontairement trop petite, et dont on ne reconnaît l'insuffisance qu'après l'introduction du dilatateur. Dans ces conditions nouvelles, le doigt ne sert plus de guide pour pratiquer les débridements. On ne veut pas, et c'est bien naturel, se priver des bienfaits du dilatateur qui, écartant les bords de la trachée, permet à l'enfant de respirer déjà par cette ouverture artificielle; on continue donc à dilater pour favoriser le plus possible l'accès de l'air dans les poumons, et c'est au centre d'une plaie béante qu'on porte l'instrument tranchant avec une étonnante sécurité.

Or, qu'arrive-t-il? Si la première incision faite à la trachée n'est pas parfaitement rectiligne et située exactement sur la ligne médiane; si le dilatateur n'est pas tenu parallèlement à la plaie; si, de plus, le bistouri boutonné n'est pas dirigé dans le même sens avec une exactitude mathématique, — toutes conditions fort difficiles à réaliser, — on est à peu près assuré de faire au canal aérien une nouvelle incision plus ou moins oblique relativement à la première.

Pour peu qu'on ait la main pressée par une hémorrhagie ou par l'arrêt brusque de la respiration, certaines précautions peuvent être omises et la plaie de la trachée devenir sinueuse, comme le représentent les figures ci-contre.

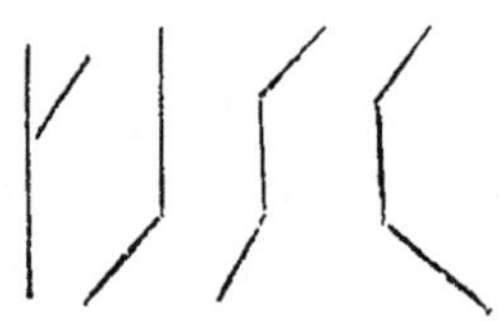

Je ne crois pas exagérer beaucoup; mais, dans tous les cas, cette exagération servira à faire mieux comprendre ma pensée

On voit tout de suite les fâcheuses conséquences d'une semblable disposition; car on ne peut écarter les bords de cette plaie au moyen du dilatateur, et, entre les branches de l'instrument, diriger une double canule dans le canal aérien. Pour peu qu'on y réfléchisse, n'est-il pas évident que si les deux branches du dilatateur s'engagent dans l'incision oblique, elles pourront produire une plaie nouvelle et tout à fait transversale entre deux anneaux de la trachée, et ne dilateront pas ou presque pas l'ouverture; que si, au contraire, une seule des branches pénètre dans le trajet oblique, elle sortira de la trachée, tandis que l'autre demeurera peut-être dans le conduit, arrêtée au niveau de l'angle que forment les deux incisions? Dans tous les cas, quel que soit le degré d'écartement des branches, la dilatation de l'ouverture est incomplète et demeure insuffisante; la canule vient presque nécessairement rencontrer une espèce de pont circonscrit par les instruments tranchants sur la paroi antérieure de la trachée; elle glisse sur cet obstacle, et, au lieu de pénétrer dans le conduit, s'enfonce dans le tissu cellulaire lâche et abondant qui sépare ce dernier des petits muscles trachéaux. Que le dilatateur soit en partie responsable de ces accidents, je le concède d'autant plus volontiers que je me propose de faire tout à l'heure un procès sévère à ce détestable serviteur; mais qui oserait mettre le bistouri boutonné hors de cause? Au fond, la seule faute est au chirurgien trop confiant dans des instruments aveugles auxquels il abandonne la place du doigt, instrument intelligent et fidèle.

Afin qu'on ne prenne pas mes assertions pour des hypothèses sans fondement, je vais dire quelles circonstances m'ont conduit à découvrir ces petits écarts du bistouri boutonné.

Au commencement de mai 1860, je fus chargé par M. Barthez de passer la nuit auprès d'un jeune enfant atteint de croup, dans la clientèle de M. le Dr Contour. Il n'y eut aucun accès de suffocation; mais la dyspnée fit des progrès, et le matin, à sept heures, les symptômes de l'asphyxie se montrèrent d'une manière très-évidente. La trachéotomie fut pratiquée, un peu tard, en présence de MM. Barthez et Contour. Au bout de quelques minutes, et avant que je fusse arrivé à la trachée-artère, l'enfant cessa de respirer et je fus pressé par mon maître de terminer rapidement l'opération.

Dès que je sentis distinctement les cerceaux de la trachée, je me hâtai d'ouvrir le conduit et d'y introduire le dilatateur de Garnier. Je m'aperçus tout de suite que l'ouverture était trop étroite pour recevoir la canule, et sans cesser de tenir les branches du dilatateur écartées, je débridai en haut. La canule ne pénétrant pas encore, je fis également un petit débridement à la partie inférieure de la plaie; le sang coulait et m'empêchait de suivre de l'œil l'action du bistouri. Malgré tout, je ne pouvais pas introduire la canule; mon collègue, le Dr Molland, survint sur ces entrefaites, et je le priai de me venir en aide. Le dilatateur fut changé, mais sans aucun profit.... Enfin, après quelques minutes de cruelles angoisses, il fallut se décider à placer une canule d'un calibre très-inférieur à celui de la trachée. Quelques pressions sur le thorax furent suffisantes pour rétablir la respiration et pour permettre l'expulsion du sang qui avait pénétré dans les bronches.

Le petit malade fut assez calme pendant quelques heures ; mais bientôt la fréquence de la respiration indiqua que la quantité d'air fournie par la canule ne suffisait pas à l'hématose. Le Dr Molland voulut tenter de la remplacer, mais ce nouvel essai fut infructueux, et mon excellent confrère, en me racontant ces détails, m'affirma qu'ils avaient, M. Contour et lui, senti au fond de la plaie, avec le doigt, une incision presque transversale de la trachée.

Je restai à mon tour auprès de l'opéré, qui avait déjà rendu des fausses membranes formées dans les bronches. Je ne pus pas résister au désir de donner à mon malade un plus grand volume d'air ; je préparai une canule d'un bon calibre et je retirai rapidement l'autre pendant qu'une domestique maintenait la tête immobile. Mon doigt introduit au fond de la plaie éprouva la même sensation de section transversale ; mais la grosse canule pénétra sans difficulté (j'avais eu soin de mettre le dilatateur de côté, dans la conviction qu'il nous avait occasionné des embarras pendant l'opération).

L'enfant ne vécut que deux jours. L'autopsie ne fut pas faite.

Évidemment il existait une incision vicieuse de la trachée qui avait occasionné des difficultés inouïes au moment de l'introduction de la canule. Mais comment expliquer cette section transversale du conduit ? Je ne pouvais pas supposer que ma première incision eût été dirigée dans ce sens ; et, d'un autre côté, je ne portais aucun soupçon du côté du bistouri boutonné. Le fait suivant, qui s'offrit à mon observation peu de temps après, me donna l'explication que mon esprit était impuissant à trouver.

Je servais d'aide à un de mes collègues de l'hôpital dans une trachéotomie faite dans le service de M. Bouchut, dans des conditions excellentes. L'opérateur était habile et l'opération d'une rare simplicité ; la trachée était superficielle et il n'y avait eu aucun vaisseau intéressé. Cependant l'incision de la trachée ne fut pas faite assez grande, et l'on s'en aperçut quand la plaie eut été écartée par le dilatateur ; on débrida haut et bas avec le bistouri boutonné. Chose singulière ! la canule passée ensuite entre les branches de l'instrument ne pouvait pas pénétrer dans la trachée. Alors, le dilatateur ayant été retiré, je vis distinctement que la plaie de la trachée était sinueuse, et j'eus la satisfaction de retrouver par l'introduction du doigt cette sensation de transversalité dont j'avais vainement cherché l'explication pendant plusieurs jours.

La lésion étant connue, il n'est pas malaisé d'en comprendre le mode de production. Qu'on prenne un tube de caoutchouc suffisamment résistant pour représenter la trachée-artère; qu'on fasse sur ce tube et dans le sens du canal une incision d'un centimètre environ, et qu'après avoir écarté les bords avec l'un quelconque des dilatateurs employés dans les opérations de trachéotomie, on porte un instrument tranchant dans cette ouverture dilatée avec l'intention de l'agrandir; et si l'on se rappelle en même temps que l'on agit à une certaine profondeur, loin de l'œil et du doigt, on verra à quels résultats on arrive pour peu que l'on s'écarte de la ligne médiane ou de la direction de l'axe avec l'un ou l'autre des instruments ! On comprendra ensuite mon désir de signaler ces faits à l'attention des jeunes médecins qui opèrent souvent avec une confiance regrettable quand leur main est munie de certains instruments. Dans la trachéotomie, le bistouri boutonné et le dilatateur se partagent les priviléges ; si le premier est quelquefois infidèle, le dernier l'est presque toujours.

§ III.

DANGERS AUXQUELS EXPOSENT LES DILATATEURS DE LA TRACHÉE. — AVANTAGES DE L'INTRODUCTION DIRECTE DE LA CANULE.

J'ai déjà dit et peut-être répété que la trachéotomie était une opération non pas difficile, mais délicate, ne ressemblant, sous quelques rapports, à aucune autre opération de la chirurgie, et qu'elle n'offrait qu'un seul temps difficile : l'introduction dans la trachée-artère de la canule solide, qui doit rester à demeure pendant un certain nombre de jours.

Un opérateur, si novice qu'il soit, n'est que bien rarement embarrassé avant l'ouverture de la trachée. En s'assurant bien de la situation du cartilage cricoïde, en ne s'écartant pas de la ligne médiane, on reconnaît sans peine les muscles trachéaux, audessous desquels on sent distinctement la trachée avec ses cerceaux cartilagineux. Quelquefois cependant, quand on opère un peu bas, si la trachée est profonde, on peut prendre un des petits muscles sterno-thyroïdiens pour le canal aérien. Une fois, dans une circonstance difficile, j'ai commis cette petite erreur, et je sais que d'autres se sont trompés de la même façon. Mais il est nécessaire de mettre à nu les cartilages pour ouvrir convenablement le conduit; cette obligation met à l'abri de toute méprise. On fait du premier coup une incision suffisante à la trachée, ou bien l'on ponctionne et le bistouri boutonné agrandit l'ouverture ; dans tous les cas, un sifflement caractéristique annonce immédiatement que la pointe du bistouri a pénétré dans les voies aériennes. Il ne s'agit plus maintenant que d'introduire et de fixer la canule. Au premier abord, théoriquement, la difficulté ne paraît pas bien grande, car la voie est tout ouverte ; en réalité, c'est alors que commencent, pour tout le monde, les manœuvres incertaines avec l'embarras et les craintes dans les cas difficiles. Pourquoi cela ?

Je n'hésite pas à dire que la difficulté n'est pas dans la nature des choses et qu'on doit l'attribuer tout entière aux moyens compliqués mis en usage ; le but est facile, il faut employer des moyens plus simples. Étudions un peu cette question. Pendant la première partie de l'opération, on pouvait avancer sans crainte, le doigt servant de guide sûr, avec ou sans le secours des yeux. Le doigt servait de guide, et l'on savait à chaque instant ce qui était fait et ce qui restait à faire. — Dès que la trachée est ouverte, un instrument aveugle prend la place du doigt, et on ne sait plus ce qu'on fait.

Sans doute, dans quelque cas, il est utile et même nécessaire d'avoir sous la main un instrument de ce genre ; pour mon compte, malgré mon opinion bien arrêtée sur les difficultés qu'il crée et les embarras qu'il occasionne, je ne commencerais pas volontiers une trachéotomie sans l'avoir à ma disposition. En effet, la trachée étant ouverte, une fausse membrane se présente quelquefois au niveau de la plaie, incomplétement détachée et flottante dans le canal aérien; il est d'autant plus important de l'extraire qu'en se détachant, plus tard, elle pourrait oblitérer subitement l'orifice de la canule et déterminer une mort rapide, si un médecin n'était pas là pour parer à l'accident. Dans ces circonstances, on doit retarder l'introduction de la canule, placer un dilatateur dans la trachée et le tenir de la main gauche, tandis qu'avec la droite, munie d'une pince ordinaire ou mieux de la pince courbe de Guersant, on saisit et on retire les fausses membranes. Ces manœuvres sont exactement celles auxquelles on a recours le lendemain de la trachéotomie et les jours suivants, quand on veut changer la canule et vérifier l'état de la plaie. Cette opération terminée, il faut placer ou remettre le tube solide. Dans ce cas même, il me paraît plus simple et plus commode de retirer le dilatateur et de diriger directement la canule dans l'ouverture trachéale en se guidant avec le doigt quand l'œil ne prête pas un secours suffisant.

J'ai donné des soins à un assez grand nombre d'enfants atteints de croup et trachéotomisés, pour affirmer qu'on peut toujours aisément réintroduire la canule dans le conduit aérien, sans dilatateur d'aucune sorte, dès que vingt heures se sont écoulées depuis le moment de l'opération. Le doigt même n'est pas nécessaire, les deux lèvres de la plaie laissant toujours entre elles un intervalle suffisant pour recevoir le biseau émoussé de la canule. Je suis même disposé à croire, sans rien affirmer toutefois, qu'au moment de la trachéotomie on arriverait également et facilement au but en se dirigeant avec précaution, sans autre guide que l'œil, vers la plaie de la trachée. Je me hâte de dire que le doigt offre, sans inconvénients, une sécurité qu'il n'est pas permis de dédaigner. Non-seulement il facilite l'introduction du tube solide qui doit occuper la trachée, mais encore il permet de comparer l'étendue de la plaie au volume de l'instrument qu'elle est destinée à recevoir. Je montrerai plus tard, en relevant de très-grosses erreurs, les avantages de cette exploration.

Cinq fois seulement, pendant la trachéotomie, j'ai été obligé d'essayer l'introduction directe de la canule; les autres procédés, les procédés classiques n'avaient pas réussi, et les malades étaient menacés d'une mort très-prochaine. Je n'ai essayé que cinq fois, mais cinq fois j'ai réussi avec une facilité étonnante, dans les cas mêmes où j'avais reconnu une incision vicieuse de la trachée. A partir du jour où j'eus la satisfaction de sauver d'une mort imminente, par cette manœuvre directe, un enfant opéré par un chirurgien habile, je pris la résolution de signaler, avec les dangers du dilatateur, les précieux avantages qu'offrait le doigt pour diriger les instruments depuis le commencement jusqu'à la fin de la trachéotomie.

J'ai la conviction intime qu'on ne tardera pas à mettre de côté, pour les circonstances exceptionnelles, tout cet attirail d'instruments dont on s'entoure et qu'on emploie dans la trachéotomie; et quand cette opération, appelée déjà, à juste titre, une des plus belles conquêtes de l'art, aura été réduite à une plus grande simplicité, elle donnera, sans aucun doute, des résultats meilleurs. En attendant, et pour arriver à ce but que je n'ai pas perdu de vue, je demande qu'on prenne en considération les assertions des médecins auxquels l'expérience a appris que le temps le plus difficile de la trachéotomie pouvait être rendu facile, et que le moyen le plus simple pour faire pénétrer un tube dans la trachée était justement le plus sûr. Qu'on mette cette question à l'étude dans les hôpitaux d'enfants, que chacun note et rapporte simplement ses impressions avec les faits qui les justifient; qu'on cherche, pendant la vie ou après la mort des opérés, dans le siége, la disposition de la plaie, la cause des difficultés éprouvées; surtout qu'on n'hésite jamais à tenter l'introduction directe de la canule dans les cas très-fréquents où le dilatateur n'aura pas donné de bons résultats; et un avenir prochain dira si mes appréciations étaient justes et mes espérances fondées.

J'ignore si ces questions ont été déjà agitées; mais je sais quel embarras on éprouve et à quels accidents sont exposés les malades quand on veut faire passer la canule entre les branches du dilatateur pour pénétrer dans la trachée-artère; cette raison seule me détermine à insister sur un point de pratique chirurgicale qui mérite assurément de fixer l'attention. En définitive, je ne propose rien de nouveau ni d'extraordinaire; quelques faits m'ont vivement impressionné, et j'ai cru devoir les soumettre à l'appréciation de mes juges et de mes collègues. J'aurais voulu me renseigner d'avance sur la valeur de mes observations auprès de médecins et de chirurgiens plus compétents que moi dans cette matière; la crainte d'être importun, l'obligation de terminer rapidement ce travail, ne m'ont pas permis de donner une entière satisfaction à un désir si légitime. J'ai cependant frappé à plusieurs portes, et je déclare que j'ai été confirmé dans mes impressions personnelles par les explications que m'ont données certains confrères dont l'habileté m'était bien connue. Quelques-uns ont été obligés, comme moi-même, dans des circonstances graves, de renoncer au dilatateur, et de tenter l'introduction directe, et, comme moi, ils ont toujours réussi sans difficultés; d'autres, comme M. le Dr Archambaud, médecin des hôpitaux, procèdent immédiatement à l'introduction directe, laissant de côté le dilatateur. Je dois des remercîments tout particuliers à cet habile et obligeant confrère qui a bien voulu écouter mes réflexions et me donner tous les renseignements possibles sur sa manière d'opérer. M. Archambaud m'a autorisé à dire qu'il avait pratiqué la trachéotomie soixante fois environ sans le secours du dilatateur, et qu'il n'avait pas souvenir d'avoir jamais rencontré des difficultés sérieuses au moment d'introduire la canule. J'avoue que je n'ai pu me défendre d'un certain étonnement en voyant les canules qui étaient ainsi dirigées dans la trachée avec le doigt seulement; elles n'offrent ni embout ni biseau, et l'on a peine à comprendre que cette extrémité large et circulaire ne refoule pas dans le canal les bords de la plaie trachéale. M. Barthez, dans son service à l'hôpital Sainte-Eugénie et dans la pratique civile, donne la préférence aux canules mobiles qu'a inventées M. Lüer, et dont M. le Dr Roger a fait ressortir les avantages dans un mémoire sur les ulcérations de la trachée (1). Leur extrémité mousse, taillée en biseau, est très-facile à introduire entre les lèvres de la plaie trachéale ; il suffit alors d'un léger mouvement de rotation combiné avec la propulsion en bas et en arrière pour pénétrer complétement dans le conduit aérien. La disposition qui avait pour but de prévenir, et qui empêche en effet les ulcérations de la trachée, n'est donc pas moins importante au point de vue du manuel opératoire qu'elle facilite singulièrement.

Je m'étonne que les médecins et les chirurgiens,

---

(1) Académie de Médecine, séance du 5 avril 1859.

qui ont pratiqué souvent la trachéotomie et qui ont été quelquefois obligés de terminer très-rapidement une opération, n'aient pas songé à plonger directement la canule dans la trachée-artère et à conseiller cette pratique. M. Trousseau, par exemple, dans les cas où la respiration cesse brusquement et dans ceux où le sang pénètre dans la trachée, donne formellement le conseil de terminer l'opération le plus vite possible, de maintenir béantes les lèvres de la plaie avec un dilatateur, ou bien *d'introduire tout de suite,* PAR UN MOYEN QUELCONQUE, *une large canule.* Il eût été bon d'indiquer ce moyen. M. Millard dit simplement : « Certains opérateurs préfèrent introduire la canule sans dilatateur, à l'aide du doigt seul ; cette manœuvre réussit parfaitement dans l'observation 11. » Voici le fait : « L'opération décidée est pratiquée sur-le-champ par mon collègue Gibert. Elle est rendue difficile et laborieuse par la brièveté et l'embonpoint du cou, par la surface humide du vésicatoire sur laquelle porte directement l'incision et surtout par les mouvements brusques et violents qu'exécute l'enfant. La trachée est ouverte un peu sur le côté, ce qui gêne l'introduction du dilatateur et de la canule ; après plusieurs tentatives infructueuses par le procédé ordinaire, *celle-ci est enfin introduite très-rapidement par mon confrère Fournier, sans di-*

(1) *Loc. cit.*, p. 66.

latateur et sans sonde, avec le seul secours du doigt. Pendant ces tâtonnements il s'est développé un peu d'emphysème sur les parties latérales du cou. L'enfant, pâle et froid, est dans un état syncopal qui inspire les plus grandes inquiétudes (1). » L'enfant guérit. N'est-il pas probable qu'elle fût morte si quelqu'un n'eût été là pour introduire ainsi la canule? J'ai observé d'ailleurs un fait exactement semblable dans une trachéotomie pratiquée en ville par M. Chassaignac sous les yeux de M. Barthez et de deux autres médecins. L'introduction directe de la canule ne sauva pas la vie au malade, mais lui permit de lutter encore pendant trois jours contre la diphthérie qui envahit les bronches.

Tâchons maintenant d'apprécier le rôle du dilatateur dans une plaie dont il écarte les bords pour permettre l'introduction d'un tube solide dans les voies aériennes.

Il existe un grand nombre d'instruments destinés à dilater la trachée pendant ou après une opération de trachéotomie; tous les ans on en imagine et on en fabrique de nouveaux, ce qui prouve, soit dit en passant, que les meilleurs ne valent pas grand'-chose. Les principaux sont : le dilatateur ordinaire ou dilatateur de M. Trousseau, celui de M. Chassaignac, et la pince du Dr Garnier, mon prédécesseur à l'hôpital Sainte-Eugénie dans le service de M. Barthez. Je ne parle pas de la longue pince à

(1) *Loc. cit.*, p. 148.

branches courbes de Guersant, qui est très-utile pour l'extraction des fausses membranes, mais qu'on n'emploie jamais pour diriger la canule métallique dans la trachée.

Le meilleur et le plus simple de ces instruments est, à mon avis, la pince dont Garnier a donné la description et signalé les avantages dans sa thèse inaugurale (1). Après examen, c'est à ce dilatateur que je donnai la préférence en prenant les fonctions d'interne à l'hôpital Sainte-Eugénie, tandis que mes collègues employèrent plus volontiers le dilatateur ordinaire. Cette circonstance me permit de faire, dans le courant de l'année, une étude comparative des deux instruments, et de nombreuses observations me confirmèrent dans mes premières impressions. Voici, en quelques mots, les avantages que j'ai reconnus à ce dilatateur, théoriquement d'abord et pratiquement ensuite. Il est très-simple, d'un maniement facile, offrant à la main une prise plus que suffisante depuis son extrémité recourbée jusqu'au point de croisement des branches; de sorte que les moins expérimentés peuvent très-aisément l'introduire dans la trachée. On le fait glisser doucement jusqu'à la partie supérieure de la plaie où il est arrêté; il suffit alors d'en relever l'extrémité libre du côté du menton, et aussitôt, la main gauche, pressant sur les branches, écarte les bords de l'incision que le bistouri a faite. La main droite garde son entière liberté pour diriger la ca-

(1) Thèses de Paris, 1860.

nule dans l'orifice béant qu'on voit habituellement bien parce qu'on agit sur la partie la plus superficielle de la trachée-artère. L'extrémité recourbée de l'instrument est mince et n'occupe qu'une très-petite place dans le canal aérien. D'ailleurs, la canule passe au-dessous des branches du dilatateur qui sort spontanément de la plaie quand la main gauche cesse la pression. Enfin, si des difficultés se présentent, on est moins exposé à produire des décollements : j'ai déjà insisté sur ce point en montrant combien il était avantageux de pratiquer l'opération le plus haut possible.

La pince du Dr Garnier m'a souvent été utile dans les trachéotomies que j'ai faites soit à l'hôpital, soit en ville; mais elle a nécessairement les inconvénients d'un instrument intermédiaire qui prend la place du doigt conducteur; et c'est la raison pour laquelle je propose de ne pas faire d'exception pour elle, mais de la mettre de côté avec tous les autres dilatateurs de la trachée, la réservant aux cas où il faut remplir des indications particulières. Deux fois seulement elle m'a laissé dans l'embarras pendant la trachéotomie. J'ai rapporté plus haut la première observation en signalant certains écarts du bistouri boutonné. Dans le second cas, après des essais infructueux pour l'introduction de la canule, je reconnus que j'avais incisé la trachée un peu à droite de la ligne médiane; la branche du dilatateur, tournée de ce côté, sortait aussitôt de la trachée, et les bords de la plaie ne pouvaient pas être suffisamment écartés. Je rappelle que, dans ces circonstances, on réussit merveilleusement en prenant le doigt pour guide. Ce fait m'éclaira donc en même temps sur les avantages de l'introduction directe de la canule et sur l'importance qu'il faut attacher à l'incision de la trachée-artère. Pour ceux qui font usage du dilatateur, une plaie sinueuse n'a pas plus d'inconvénients qu'une incision qui s'éloigne de la ligne médiane, fût-elle parfaitement droite et exactement parallèle à la direction du canal. C'est ce qu'on voit tout de suite en faisant une simple expérience sur un tube en caoutchouc.

Le dilatateur de M. Chassaignac n'a d'autre avantage que de s'appliquer à la partie supérieure de la plaie; mais cet avantage est considérable, à mon sens; et, pour mon compte, à défaut de la pince de Garnier, je le préférerais sans hésiter au dilatateur ordinaire, dans le cas où l'un de ces instruments serait nécessaire.

De tous les dilatateurs que je connais, le plus mauvais, sans contredit, est celui qu'on emploie le plus souvent et que, pour cette raison, j'ai appelé le *dilatateur classique;* son seul mérite est d'être le premier en date. Sans doute il peut donner et il donne en effet de bons résultats dans les mains de quelques médecins d'une grande expérience et d'une habileté peu commune; mais il crée souvent de tels embarras à ceux mêmes qui l'emploient d'habitude, que je voudrais le voir à tout jamais banni de la pratique. On a cherché à le modifier de mille façons ; mais on ne réussira jamais à le transformer en un instrument passable. C'est à peine si les doigts peuvent le saisir et en faire pénétrer l'extrémité dans la trachée. L'introduction opérée, la main glisse rapidement jusqu'aux anneaux sur lesquels il faut agir pour produire le dilatation de la plaie. La conséquence habituelle de cette manœuvre est de faire sortir l'instrument de la trachée, d'autant plus aisément que l'extrémité émoussée et arrondie semble avoir été façonnée tout exprès pour le glissement. On a bien voulu remédier à ce défaut capital en ajoutant à cette extrémité des petits crochets latéraux; mais avec cette nouvelle disposition l'instrument est très-difficile à introduire, plus difficile assurément qu'une canule ; en outre, et c'est encore un inconvénient de premier ordre, il occupe une grande partie du canal, et oblige à se servir d'une canule d'un calibre nécessairement très-inférieur à celui de la trachée. La main droite maintient le dilatateur ; il faut donc confier le tube métallique à un aide, ou bien le saisir soi-même et le diriger avec la main gauche, ce qui est au moins fort incommode. Enfin c'est aux environs du sternum qu'on manœuvre; la profondeur de la plaie rend souvent impossibles les secours de l'œil ; le tissu cellulaire est si abondant et si lâche, que les plus prudents peuvent produire des décollements étendus.

Je ne saurais dire combien de fois, chargé, en qualité d'aide, de faire pénétrer la canule métallique entre les branches de ce dilatateur, j'ai rencontré des obstacles dont il nous était impossible de trouver la cause. Les branches doivent être suffisamment écartées; mais il y a aussi, dans ce sens, une limite qu'il faut respecter, sous peine de ne pas laisser l'intervalle nécessaire entre la paroi antérieure et la paroi postérieure du canal aérien.

Quelle est cette limite? On ne sait, et les tâtonnements sont inévitables. On éloigne, on rapproche alternativement les anneaux du dilatateur, et dans ces divers mouvements, quels risques on court d'abandonner la trachée! Le plus souvent c'est une seule des deux branches qui sort du canal et va se loger entre les muscles, dans le tissu cellulaire du voisinage. Cette petite erreur n'est pas rare et a des conséquences d'autant plus fâcheuses qu'elle passe toujours inaperçue quand l'attention n'a pas été déjà éveillée sur ce point. L'entrée de l'air dans la poitrine, encore assez facile, donne une sécurité trompeuse, et l'on s'obstine à pousser la canule quand la disposition des parties rend son introduction presque impossible.

Si de pareils accidents sont possibles et se produisent en effet, quelquefois, lors même que la trachéotomie a été pratiquée selon toutes les règles de l'art, qu'arrivera-t-il donc si la plaie est sinueuse, oblique, ou seulement un peu éloignée de la ligne médiane? Je l'ai dit tout à l'heure; mais je ne crains pas de répéter que, dans ces circonstances, une des branches du dilatateur sort à peu près inévitablement de la trachée ; on sait quelles en sont les conséquences. C'est alors, je le répète aussi, que le plus sûr et presque le seul moyen d'arriver au but est de remplacer le dilatateur par l'index de la main gauche.

Je ne parle pas du dilatateur à trois branches inventé récemment par M. Laborde ; je n'ai jamais fait usage et je n'ai jamais vu employer cet instrument, qui rend quelquefois, dit-on, des services. Mais ne prend-il pas beaucoup de place dans la trachée ? Cet inconvénient est très-grave.

Je résume les règles qu'on doit observer dans une opération de trachéotomie.

Dès que l'opération est décidée, on dispose une table qu'on recouvre d'un petit matelas ou d'une couverture pliée en plusieurs doubles; on prépare un coussin bien serré sur lequel doit être placé le cou de l'enfant. Des cuvettes, des éponges, quelques fils cirés, une érigne mousse, sont mis à la disposition d'un aide. D'un autre côté, l'opérateur met à sa portée les instruments nécessaires : un bistouri droit, un bistouri boutonné, des pinces, des ciseaux, une érigne mousse, un dilatateur, enfin deux canules doubles, de calibre différent, et garnies d'avance de liens et d'une rondelle de taffetas ciré.

L'enfant déshabillé est enveloppé dans une couverture mince qu'on passe sur les épaules et qu'on croise sur le devant de la poitrine de manière à laisser libres la tête et le cou seulement. Les bras sont ainsi appliqués contre le thorax par la main d'un aide qui peut, en même temps et sans peine, assurer l'immobilité des membres inférieurs et du tronc. La tête du petit malade, fortement renversée sur le coussin, est confiée à un aide qui doit la maintenir solidement dans cette position. (Ce rôle est important et n'est pas toujours bien rempli.) Enfin l'aide principal, muni des éponges, des fils, se place en face du chirurgien. Quand l'opération est faite à la lumière, une quatrième personne est nécessaire pour tenir un bout de bougie le plus près possible de la région sur laquelle on opère.

La position du cartilage cricoïde bien reconnue, on marque, pour plus de sûreté, à l'encre ou au crayon, un trait qui indique exactement la ligne médiane; et, suivant cette ligne, on fait de haut en bas, à partir de la membrane crico-thyroïdienne, une incision dont l'étendue varie avec l'âge, et qui n'intéresse que la peau. On divise ensuite le tissu cellulaire sous-cutané, et si, par hasard, arrivé là, on trouve une veine transversale qu'il soit impossible d'éviter, on la coupe entre deux ligatures pour n'être pas, dès le début de l'opération, incommodé par le sang. L'aponévrose incisée sur la ligne médiane, on pénètre entre les muscles qu'il est quelquefois très-commode d'écarter à droite et à gauche avec les érignes mousses. Au-dessous des muscles on distingue la trachée, séparée encore de l'œil et du doigt, quelquefois par l'isthme du corps thyroïde, toujours par du tissu cellulaire, dans lequel rampent de nombreuses veines, et par une membrane aponévrotique qu'il est très-important de diviser. On se dirige comme on peut au milieu du plexus veineux, on éloigne quelques vaisseaux du tranchant du bistouri; mais le plus souvent, quoi qu'on fasse, une hémorrhagie a lieu. On s'arrête un instant et l'on exerce une légère compression dans le fond de la plaie, soit avec le doigt, soit avec les érignes mousses qui rendent habituellement de grands services dans ces circonstances, mais il faut qu'elles soient habilement maniées. Si le sang ne s'arrête pas, on continue l'opération sans jamais songer à faire des ligatures; on met à nu la trachée dans une étendue suffisante, et, quand on sent distinctement les anneaux cartilagineux, le doigt assure l'immobilité du conduit et, avec le bistouri dirigé sur l'ongle, on pratique lentement, mais sans crainte, une incision d'un demi-pouce au moins, à partir du bord supérieur ou du bord inférieur du cartilage cricoïde. Un sifflement caractéristique annonce que l'instrument tranchant a pénétré à une profondeur suffisante. L'indicateur est laissé dans la plaie ou mieux enfoncé dans le canal, pendant que la main droite quitte le bistouri pour prendre une des canules préparées à l'avance.

Cette canule est-elle mobile et taillée en biseau, on la saisit par le pavillon et on la fixe solidement entre le pouce d'une part et les doigts médius et indicateur de l'autre; on la présente à la plaie dans une direction telle que le pavillon est parallèle à l'axe du cou; arrivé à l'index gauche, qui n'a pas quitté la trachée, on insinue le biseau entre ce doigt et une des lèvres de la plaie trachéale; alors, pendant que le doigt se retire, cédant la place à la canule, on imprime au pavillon un mouvement de rotation d'un quart de cercle, combiné avec une légère propulsion en bas et en arrière. Aussitôt on entend un bruit particulier qui indique l'introduction du tube métallique dans les voies aériennes.

A défaut de canule de Lüer taillée en biseau, on

pourrait se servir d'un embout ou d'une sonde en gomme élastique, si l'on craignait de faire fausse route en imitant la pratique de M. le Dr Archambaud. Mais un précepte capital, on ne saurait trop le dire, est de ne jamais forcer quand on rencontre quelque obstacle; si la canule est d'un volume convenable, et que la plaie ait une étendue suffisante, on doit pénétrer dans la trachée sans aucun effort.

Un autre précepte non moins important est de ne pas changer la position de l'enfant avant que l'opération soit terminée.

Ensuite on noue solidement derrière le cou les liens préalablement fixés au pavillon de la canule; on place les deux cravates, et le petit malade est rapporté dans son lit. On lui donne alors un peu de vin sucré, et on le tient éveillé jusqu'au moment où la respiration est bien rétablie; souvent même il faut l'exciter pour favoriser l'expulsion du sang qui a pénétré dans les bronches.

Je m'arrête à la question si importante des soins consécutifs, que je me propose de traiter plus tard avec toute l'attention qu'elle mérite, en publiant plusieurs observations que le temps ne m'a pas permis de mettre en ordre.

FIN.

TABLE ANALYTIQUE DES MATIÈRES

IIIe PARTIE. *De l'opération de la trachéotomie.*

§ I. *Avantages de la crico-trachéotomie chez les enfants.*

§ II. *De quelques inconvénients du bistouri boutonné.*

§ III. *Dangers auxquels exposent les dilatateurs de la trachée. Avantages de l'introduction directe de la canule.*

Paris. — A. PARENT, Imprimeur de la Faculté de Médecine, rue Monsieur-le-Prince, 31.

www.ingramcontent.com/pod-product-compliance
Ingram Content Group UK Ltd.
Pitfield, Milton Keynes, MK11 3LW, UK
UKHW021121260726
13994UKWH00002B/955

9 782329 097695